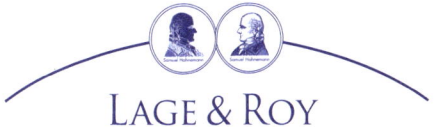

LAGE & ROY

Homöopathischer Ratgeber 16
Mensch und Tier

© Lage & Roy Verlag für homöopathische Literatur
Burgstraße 8 · 82418 Murnau-Hagen
Tel. 0049 (0)8841 44 55 · Fax +49 (0)8841 42 98
www.lage-roy.de

1. Auflage – April 1994
2. überarbeitete und erweiterte Auflage – Februar 1997
3. Auflage – April 2000
4. Auflage – Juli 2003
5. Auflage – April 2008
6. Auflage – Februar 2013

Druck: Druckerei Bokor
Alle Rechte beim Lage & Roy Verlag, Riegsee-Hagen
ISBN 978-3-929108-16-3

Zeichnungen und Aquarelle: Kralev, Weilheim
Titelphoto: Ruth Rall, Seehausen
Photos: Dr. Hans Lage (S. 97)
Thomas Ennemoser (S. 19, 71, 72, 73, 83, 84, 86)

Ravi Roy
Carola Lage-Roy

Homöopathischer Ratgeber

Mensch und Tier

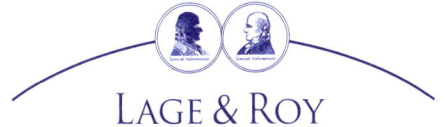

LAGE & ROY

Inhaltsverzeichnis

Editorial

> *„Der Mensch sollte Tieren gegenüber*
> *Güte zeigen, denn wer grausam zu*
> *ihnen ist, wird den Menschen gegen-*
> *über ebenso unempfindlich sein."*
>
> *Immanuel Kant*

Die Homöopathie gibt uns die Möglichkeit, wieder auf eine sanfte, liebevolle Weise mit Lebewesen umzugehen. Sie zeigt uns, daß die herkömmliche Behandlungsweise mit Tierversuchen und toxischen Medikamenten nicht nur nutzlos ist, sondern ein Relikt aus mittelalterlichen Zeiten, als man sanfte Heilmethoden, zu denen auch die Homöopathie zählt, noch nicht kannte.

Nach Angaben der Angestellten- und Arbeiter-Ersatzkassen Hamburg treten durch eben diese Medikamente jedes Jahr mehr als 80 000 schwere, unerwünschte Arzneimittelwirkungen auf. Um hier Abhilfe zu schaffen, genügt es nicht, mit Informationen und Empfehlungen vor Arzneimittelrisiken zu warnen. Hier ist ein grundsätzliches Umdenken unerläßlich. Es ist zu hoffen, daß die homöopathischen Möglichkeiten in diesen Kreisen jetzt verbreitet werden.

Um die homöopathischen Mittel auch in der Veterinärmedizin anwenden zu können, müssen wir keineswegs diese Mittel bei den Tieren geprüft haben. Auch wenn homöopathische Arzneimittelprüfungen unschädlich sind, belasten sie doch den Prüfer eine Zeitlang. Außerdem könnten die Tiere die Prüfungen von sich aus bei zu starkem Unbehagen nicht abbrechen.

Der Mensch hat über Jahrtausende alle anderen Geschöpfe mit seiner krankhaften Lebens- und Denkweise imprägniert. Die Natur - Pflanzen und Tiere - hat in sich nichts Krankhaftes, daher gibt es keine eigenen, spezifischen Krankheitsentwicklungen bei Tieren. Alles Krankhafte haben sie vom Menschen erhalten. In den 200 Jahren der homöopathischen Arzneimittelprüfungen und -anwendungen haben die Homöopathen sehr anschauliche und detaillierte Arzneimittelbilder herausarbeiten können. Nachdem alles Krankhafte bei den Tieren ein Teil der wesentlichen krankhaften Struktur im Menschen ist, können wir die an Menschen geprüfte Arzneimittel sehr wohl auf die Tiere übertragen.

Wenn wir Tierversuche unter dem Aspekt der Berufsethik der Homöopathie betrachten, ist solches Vorgehen zu verurteilen. Alle Heil- und Verschönerungsmittel, die durch Leid entstehen, können den Menschen nur noch kränker machen. Sie können zwar kurzzeitig manche Krankheitsäußerungen verdrängen und manche körperlichen Besonderheiten, die einem als Makel erscheinen, übertünchen. Die in diesen Medikamenten und Kosmetika enthaltene krankhafte und leidgeprägte Energie der Tiere macht sich jedoch mit der Zeit bemerkbar und führt letztendlich beim Patienten zu einem schlechteren Allgemeinbefinden und mangelnder Lebensfreude. Wir alle könnten mithelfen, das Leid der Tiere zu beenden, wenn wir auf diese Kosmetika und Medikamente verzichten würden.

Auch durch nicht artgerechte Haltung und Tiertransport entstehen unsagbare Qualen. Wenn wir auf Fleisch als Nahrungsmittel verzichten oder es zumindestens stark einschränken, würde den Tieren auch dieses Leid erspart bleiben. Durch den Fleischverzicht hätten auch wir nur Vorteile, denn unsere Gesundheitslage würde sich entscheidend verbessern. Es gibt einige homöopathische Mittel, die den Übergang zum Fleischverzicht erleichtern können und von uns anschließend vorgestellt werden.

In diesem Ratgeber kommen verschiedene Autoren zu Wort, die unter Umständen eine andere Meinung vertreten als wir. Es muß also jeder, seiner Situation entsprechend, seinen eigenen Weg finden und gehen.

Im nächsten Ratgeber werden wir uns unseren gefiederten Freunden, den Vögeln, widmen.

Ravi Roy und Carola Lage-Roy

„Von allen finsteren Verbrechen, die der Mensch gegen Gott und die Schöpfung begeht, sind die Tierversuche das Furchtbarste."
Mahatma Gandhi

„Ich fürchte, daß unser geistiger Fortschritt uns früher oder später dazu bewegen wird, andere Kreaturen zu töten, um unsere materiellen Bedürfnisse zu befriedigen."
Mahatma Gandhi

Die Studien an Tieren werden gemacht, weil es die Gesetze verlangen, nicht aus wissenschaftlichen Motiven. Es ist unsinnig, diesen Studien einen Wert beizumessen. Dies bedeutet, daß die gesamte Forschung ein Unsinn sein könnte.
Dr. James Gallegher, Leiter der med. Forschung der Laboratorien Lederle, USA

Kurze Einführung in die Homöopathie mit Anleitung und Regeln zur Selbstanwendung

Dem Heilsuchenden werden die wahren Werte des Lebens und seine Wunder langsam aber sicher immer bewußter. Wir müssen selbst die Verantwortung für unser Leben und unsere Umwelt, Pflanzen und Tiere übernehmen. Die Auswirkungen toxischer Medikamente und besonders der Impfungen auf Körper, Geist und Seele sollten wir als erstes als Tatsache akzeptieren. Es sollten keine fremden Autoritäten für unser Wohlergehen oder unser Leid verantwortlich gemacht werden, auch wenn wir von ihnen überzeugt worden sind.

Denn alles, was uns und unseren Tieren geschieht, ist die Folge unserer eigenen Entscheidungen. Der Priester kann unser Seelenheil nicht erwirken, und der Arzt kann unseren Körper nicht heilen. Der Funktion des Heilers, auch unseres inneren Heilers, obliegt die Wiederherstellung der Rückverbindung, der Religio. Wenn dem Priester die Rückverbindung des Menschen zu Gott gelingt, hat er seine Aufgabe gut getan. Wenn es dem Heiler – unabhängig davon, ob dieser als Arzt, Heilpraktiker, spiritueller Heiler oder anders bezeichnet wird – gelingt, den Körper mit der Seele wieder in Verbindung zu bringen, hat er seine Aufgabe gut getan. Anstatt sich an berufsmäßige Heiler zu wenden, können wir auch unseren inneren Heiler und den unserer Tiere aktivieren und selbst heilen.

In Bezug auf die Homöopathie bedeutet das, mittels eines Mediums die unterbrochene Verbindung zwischen Körper und Seele zu rekonstruieren und so die körpereigenen Selbstheilungskräfte zu aktivieren. Nach unseren Erfahrungen ist das passende homöopathische Mittel ein hervorragendes Medium, um die unterbrochene Verbindung wiederherzustellen und den Körper in optimaler Weise zur Selbstheilung anzuregen.

Wer braucht Homöopathie?

Die Homöopathie ist empfehlenswert, wenn Sie eine ursächliche und dauerhafte Lösung der gesundheitlichen Probleme anstreben. Es ist wichtig, der Heilung und den Selbstheilungskräften keinen Widerstand entgegen zu setzen. Die homöopathischen Mittel helfen Ihnen, Ihr Leben verantwortungsbewußt zu gestalten, Krankheiten vorzubeugen, die Selbstheilungskräfte zu aktivieren und gesundheitsorientiert zu denken und zu handeln. Sie üben daher einen sehr positiven Effekt auf die Lebensqualität aus. Es ist so, als wenn das Mittel Sie bzw. Ihr Tier sanft an die Hand nehmen würde und Ihnen einen Weg aus der Krankheit zeigen möchte.

Die „wundersame" Kraft der Homöopathie

Die zunehmende Verbreitung der Homöopathie bewirkt eine Veränderung in unserer Gesellschaft, die Mut macht und aufmuntert. Die meisten Menschen haben mittlerweile eine ungefähre Ahnung davon, was die Homöopathie bewirken kann. Und doch sind die wahren Möglichkeiten dieser außergewöhnlichen Heilmethode den Vorstellungen unserer heutigen Gesellschaft noch weitgehend entrückt. Nicht zu unrecht nannte Dr. Dorothy Shepherd, die berühmte englische Homöopathin, das Wirken der Homöopathie: „Das Wunder der unsichtbaren Kraft" (Das gleichnamige Buch ist im Lage & Roy Verlag erhältlich)". Und denjenigen, welche die heilsame Kraft und die manchmal fast unglaubliche Schnelligkeit der Homöopathie am eigenen Leibe oder bei ihren Tieren erfahren haben, erscheint es tatsächlich, als sei ein Wunder geschehen.

Aber es ist kein Wunder, sondern eine der wunderbaren Möglichkeiten, die Wirklichkeit geworden ist. Und das passiert ganz unsensationell, wenn wir die naturgegebenen Heilprinzipien verstehen, anwenden und zulassen. Die wahre Heilkraft jeden Körpers, welche die Homöopathie aktivieren kann, übersteigt im wahrsten Sinne des Wortes unsere Vorstellungskraft. Auch die Schulmedizin ist sich gezwungenermaßen dieser Tatsache bewußt, aber im Gegensatz zur Homöopathie versucht sie, unabhängig von den menschlichen Selbstheilungsmechanismen zu agieren, anstatt mit ihnen.

Vor allem bei den scheinbar als unheilbar geltenden Krankheiten ist die Homöopathie für diejenigen, die alle Hoffnung aufgegeben haben, eine unglaubliche, oft lebensverlängernde Hilfe. So entsteht der Eindruck, sie könne Wunder bewirken, obwohl sie nach strengen wissenschaftlichen Kriterien eingesetzt wird.

Homöopathie aktiviert das Immunsystem

Tatsache ist, daß das Immunsystem ein unglaublich komplexes System ist, das wir gerade erst beginnen zu verstehen. Es läßt sich mit dem Gehirn vergleichen, wobei das Immunsystem eine eigene hochentwickelte, ihm innewohnende Intelligenz besitzt. Studien, die zeigen, wie erstaunlich lern- und anpassungsfähig das Immunsystem ist, lassen uns sein wahres Potential lediglich erahnen.

Das Beste, was wir für unsere Heilung und die unserer Tiere tun können, ist, die eigenen Selbstheilungskräfte zu unterstützen. Genau das ist das Ziel der Homöopathie, und zwar so spezifisch, so schnell und so tiefgreifend wie möglich. Die Frage, was man mit der Homöopathie machen kann und was nicht, stellt sich somit gar nicht erst, denn das Immunsystem ist im gesunden Zustand dafür ausgerüstet, mit jeder Situation fertig zu werden oder sich gegebenenfalls anzupassen.

Um die Homöopathie in jeder Lage sicher einsetzen zu können, bedarf es selbstverständlich eines langen und gründlichen Studiums. Aber es gibt zahllose Möglichkeiten für jeden Menschen, die Homöopathie auch ohne viel Erfahrung für sich und andere zu nutzen. Genau dafür wurden diese Ratgeber geschrieben. Sie wenden sich nicht nur an Homöopathen, sondern auch an Laien. Ziel ist es, Ihnen das Wissen zu geben, das Sie brauchen, um Ihre Selbstheilungskräfte oder die Ihrer Tiere gegenüber ganz bestimmten Krankheitszuständen oder in ganz bestimmten Lebenssituationen gezielt zu aktivieren, ganzheitlich, schnell und ohne Nebenwirkungen .

Samuel Hahnemann, der Begründer der Homöopathie

Die Wiege der Homöopathie liegt in Deutschland. Sie wurde von dem aus Meißen stammenden Arzt Christian Friedrich Samuel Hahnemann (geb.10.4.1755 – gestorben am 2.7.1843 in Paris) entdeckt und ausgearbeitet. Er studierte Medizin, fand aber in seiner Arztpraxis keine Befriedigung in der Ausübung des Erlernten, woraufhin er die Konsequenz zog, seine Praxis aufgab und sich seinen Lebensunterhalt vorerst als Übersetzer von medizinischen Werken verdiente. Im Jahre 1790 kam er auf die geniale Idee, eine gegen Malaria bewährte Heildroge – die Chinarinde – an sich selbst auszuprobieren. Durch die Einnahme der Chinarinde bekam er Wechselfieber und damit ähnliche Symptome wie ein Malariakranker. Er wiederholte diesen Test einige Male und bekam immer wieder dieselben Resultate. Damit war der Zufall ausgeschlossen und ein Heilgesetz entdeckt, der Grundstein für die Wissenschaft der Homöopathie gelegt. Hahnemann nannte es das Similiaprinzip, das Ähnlichkeitsprinzip.

So funktioniert die Homöopathie

Hahnemann testete auf diese Weise, den sogenannten Arzneimittelprüfungen, über 100 Mittel an sich und seiner vielköpfigen Familie. Dieses Verfahren hat sich bis heute bewährt. Nur von gesunden Menschen geprüfte Wirksubstanzen werden in den homöopathischen Heilschatz aufgenommen. Die Verordnung des Mittels läuft daher sozusagen „rückwärts" in ihrer Logik. Das heißt: Die Arzneimittelprüfungen, die während der 200-jährigen Geschichte der Homöopathie und auch heute noch durchgeführt werden, ergeben zusammen ein großes Verzeichnis an Krankheitsbildern, der sogenannten *Arzneimittellehre* oder *Materia medica*. Diese Symptome werden in einem *Repertorium* systematisch aufgelistet, damit wir darauf zurückgreifen können, um das passende Mittel für einen Zustand zu bestimmen. Denn die Substanz, die bei einem gesunden Menschen einen Krankheitszustand auslöst, kann selbigen oder ähnlichen als homöopathisches Arzneimittel bei einem Kranken heilen. „Ähnliches wird durch Ähnliches geheilt – SIMILIA SIMILIBUS CURANTUR". Außer dem Ähnlichkeitsprinzip gibt es zahlreiche weitere Heilungsgesetze in der Homöopathie. Die Heilung wird also nicht dem Zufall überlassen, sondern geschieht nach „deutlich einzusehenden Gründen", wie es Hahnemann in seinem „Organon" forderte. Das macht die Homöopathie unglaublich präzise und erklärt die hohe Erfolgsrate der homöopathischen Arzneimittel bei allen Arten von Krankheiten. Sie ist in der Lage, auf die spezifische und individuelle Situation eines jeden Menschen einzugehen, wodurch sie ursächlich und nachhaltig wirken kann.

Ist die Chirurgie Teil der Schulmedizin oder der Homöopathie?

Die Schulmedizin ist eine Therapierichtung, im Gegensatz dazu besteht die Chirurgie aus Maßnahmen. Sie gehört daher nicht nur zur Schulmedizin. Der Eingriff an sich ist eine reine Maßnahme, die Begleitumstände werden allerdings heutzutage ausschließlich von der schulmedizinischen Therapie bestimmt. Das war nicht immer so. In den USA und Südamerika gab es noch bis Anfang des 20. Jahrhunderts homöopathische Krankenhäuser mit chirurgischer Abteilung. Der chirurgische Eingriff, bzw. die Maßnahme, wird homöopathisch begleitet. Das Diplom von Ravi Roy (DHMS) bedeutet: Diplom in homöopathischer Medizin und Chirurgie. Er absolvierte das homöopathische Medizinstudium 1973 in Neu-Delhi am Nehru Homoeopathic Medical College. Auch das allopathische Medizinstudium besteht aus Therapie und Maßnahmen. Chirurgen oder Chiropraktiker z. B. spezialisieren sich auf die Maßnahmen.

Je symptomorientierter die Therapie ist, desto mehr Maßnahmen verlangt diese Therapierichtung. Umgekehrt, je ursachenorientierter eine Therapie ist, desto weniger Maßnahmen braucht sie. Die Homöopathie orientiert sich an den Ursachen und kommt daher im Idealfall mit erstaunlich wenigen Maßnahmen aus. Trotzdem gibt es Fälle, wie z. B. einen komplizierten Knochenbruch, die chirurgische Maßnahmen benötigen. Leider fehlt der Homöopathie in Deutschland noch die Anerkennung und Unterstützung, um auch auf diese Weise zu arbeiten.

Die Dosierung

Diese Ratgeber haben wir sowohl für Therapeuten als auch für Laien geschrieben, wobei die Dosierungsangaben vereinfacht wurden, so daß sie für Laien verständlich und leicht durchführbar sind. Eine Grundanleitung steht auf der Umschlaginnenseite. Eine ausführliche Besprechung der Regeln der Dosierung finden Sie in Ravi Roys Buch: „Prinzipien und Praxis der Homöopathie – Die Reaktionen und die LM-Potenzen".

Die Potenzen

Eine C 200 ist eine bewährte Potenz für die meisten Zustände in diesem Ratgeber. Man hört heutzutage, daß die C 200 zu hoch und damit gefährlich sei. Genau das Gegenteil ist jedoch der Fall! Eine zu niedrige Potenz (in manchen Fällen sogar noch die C 30) ist viel eher geneigt, eine Verschlimmerung auszulösen. Für akute

Fälle ist die C 200 wegen ihrer hohen Verdünnung ideal; sie wirkt schnell, und die Besserung setzt bei dem richtigen Mittel oft bereits innerhalb von Minuten ein. Ein weiterer Grund für die Wahl der C 200 ist, daß bei akuten Krankheiten die geistig-seelische Ebene mit involviert ist. Um überhaupt einen Einfluß auf diese tiefe Ebene zu haben, bedarf es einer höheren Potenz.

Die drei verschiedenen Potenzierungsverfahren: Centesimal (C)-, Dezimal (D)- und LM-Potenzen.

Die *Centesimal-Potenzen* wurden von Hahnemann standardisiert und bestehen aus einer Verdünnung von 1:99 und einer Potenzierung (Dynamisation) von zehn Schüttelschlägen pro Stufe. Sie haben die größte Skala an Potenzen von C 1 bis über eine Million. Trotz der Überlegenheit der LM-Potenzen, besonders bei der Behandlung von chronischen Krankheiten, bleiben die Centesimal-Potenzen ein wichtiger Teil der homöopathischen Behandlung, etwa für die kurzfristige Akutbehandlung mit der C 200 oder beim Einsatz höherer Potenzen. Die Potenz C 200 ist eine mittlere Potenz, ab der C 1000 sprechen wir von Hochpotenzen.

Die *Dezimal-Potenzen* wurden später entwickelt und sind keine Erfindung Hahnemanns. Sie bestehen aus einer Verdünnung von 1:10 und einer Potenzierung (Dynamisation) von zehn Schüttelschlägen pro Stufe. Die Dezimal-Potenzen haben ihre Wichtigkeit, wenn wir Mittel in ganz niedrigen Potenzen verabreichen wollen (D 12 und darunter). Obwohl sie teilweise bis zu der tausendsten Potenz hergestellt werden, gibt es keinen Grund, diese einzusetzen, da die C- und LM-Potenzen auf dieser Ebene erheblich sanfter und effektiver sind, während die D-Potenzen oftmals sehr heftig wirken und eher Verschlimmerungern auslösen.
Die Dezimal-Potenzen finden ihre Anwendung in niedrigen Potenzen in ganz speziellen Fällen, wenn wir auf der körperlichen Ebene arbeiten wollen. Dies ist jedoch im Einzelfall speziell in unseren Ratgebern vermerkt.

Die *LM-Potenzen* wurden auch von Hahnemann standardisiert und bestehen pro Stufe aus einer Verdünnung von 1:100 und einer Potenzierung (Dynamisation) von 100 Schüttelschlägen und dann noch einmal einer Verdünnung von 500. Pro Stufe gibt es also zwei Arbeitsschritte bei den LM-Potenzen und die Gesamtverdünnung ist jedesmal 1: 50 000. Der zweite Schritt kann nur per Hand durchgeführt werden. Es gibt sie ab der LM 1 und bei wichtigen Mitteln bis zu LM 360, teilweise auch höher.

Sie können in der Regel eine C-Potenz mit der entsprechenden LM-Potenz ersetzen. Einer C 200 entsprechen die LM-Potenzen LM 18 bis LM 30. Der Vorteil der LM-Potenzen ist, daß sie deutlich sanfter als die C-Potenzen wirken.

Die Regeln der Wiederholung

1. Je intensiver der Zustand ist, desto häufiger muß das Mittel wiederholt werden.

   Als Durchschnittswert für eine akute Krankheit gilt: anfangs alle zwei Stunden wiederholen. Dieser Zeitabstand ist jedoch sehr variabel und kann durchaus bei Bedarf nach oben oder unten verlängert oder verkürzt werden.

2. Wiederholen Sie das Mittel immer dann, wenn die Besserung anfängt nachzulassen.

   • Das kann nach einer Stunde oder zwei Tagen sein. Bei einem chronischen Zustand wiederholen Sie es in der Regel nur einmal täglich.
   • Wenn Sie unsicher sind, ob das Mittel richtig gewählt ist und wirkt, wiederholen Sie es noch einmal nach zwei bis vier Stunden, bevor Sie es ganz absetzen.
   • Mit der deutlichen Besserung des Zustandes werden die Abstände der Mittelgaben entsprechend vergrößert.

3. Normalerweise sollte das Mittel nach der Heilung des Zustandes abgesetzt werden.

Es gibt aber Fälle, wo das Mittel entweder allgemein oder spezifisch weiterhin gut tut. In diesem Fall geben Sie das Mittel weiter.

Wann stellen Sie die Einnahme eines Mittels ein?

Es gibt verschiedene Gründe, das Mittel abzusetzen:

• Bei Ausheilung der Krankheit, außer wenn Sie das Mittel bzw. das Tier das Mittel weiter nehmen wollen.
• Wenn Sie auffällig oft vergessen, das Mittel zu geben, und es dem Tier trotzdem weiterhin gut geht.
• Bei einer Verschlimmerung, d.h. die Symptome des Zustandes, für den Sie das Mittel geben, verstärken sich.
• Wenn Sie oder das Tier das Mittel nicht mehr nehmen wollen.

Wann sollte kein homöopathisches Mittel eingenommen werden?

Zu diesem Thema gibt es sehr viele Regeln, die aber für den Laien an dieser Stelle viel zu umfangreich sind, deswegen sollten Sie sich an Ihre Intuition halten, die Sie bestens berät.

- Wenn eine Abneigung gegen ein bestimmtes Mittel besteht, sollten Sie es nicht weiter gegeben, auch wenn Ihnen Ihr Verstand sagt, Sie oder das Tier würden das Mittel brauchen. Auf diese Weise teilt Ihnen Ihr Unterbewußtsein mit, daß das Mittel nicht gebraucht wird.
- Bei einer Ausscheidungsreaktion auf ein Mittel, die sich in Form von Schnup-fen, Durchfall oder Erbrechen äußern kann, sollten Sie der Natur ihren Lauf las-sen. Hier einzugreifen, bleibt dem Feingefühl und der Expertise des Homöopa-then vorbehalten.

Was sollten Sie bei der Mitteleinnahme beachten?

- Geben Sie niemals einem Schlafenden ein Mittel und wecken Sie kein krankes Tier auf, um ihm pflichtgemäß sein Mittel zu geben.
- Kranke oder geschwächte Tiere oder Menschen sollten in der Erholungsphase nicht gestört werden.
- Das Mittel sollte bei Ihrer chronischen Behandlung morgens nüchtern einge-nommen werden, wobei darauf zu achten ist, daß die Zähne mit einer milden Zahnpasta gereinigt werden, die keine starken ätherischen Öle enthält, weil diese die Wirkung der homöopathischen Mittel beeinträchtigen kann.
- Es ist besser, das Mittel etwa eine halbe Stunde vor dem Essen einzunehmen als danach. Bei Tieren spielt das jedoch meist keine Rolle.
- Menschen, die Kaffee schlecht vertragen, sollten mit dem Genuß während der Einnahme homöopathischer Mittel sehr zurückhaltend sein, denn Kaffee kann die Mittelwirkung beeinträchtigen oder sogar aufheben (antidotieren).

Schadet das falsche Mittel?

Grundsätzlich schadet es nicht und keinesfalls so, wie wir es auf den Beipackzet-teln allopathischer Medikamente lesen. Durch das falsch gewählte Mittel passiert in der Regel einfach – nichts!

Anders ist es jedoch, wenn Sie das falsche Mittel immer weiter nehmen, obwohl es Ihnen bzw. Ihrem Tier nicht besser geht. Irgendwann wird es mit dem Mittel schlechter gehen und immer weiter schlechter.

Deswegen ist es so wichtig, das Mittel beim geringsten Unwohlsein oder An-zeichen dazu sofort abzusetzen!

Da die meisten Anfänger in der Homöopathie sich nicht vorstellen können, wie schnell die Homöopathie wirkt, setzen viele das Mittel bei negativen Reaktionen zu spät ab.

Wie können Sie eine Verschlechterung antidotieren?

Wenn das falsche Mittel zu lange in eine Verschlechterung hineingenommen wird, sollten Sie es sofort absetzen und sich dann an Ihren Homöopathen wenden, der

Ihnen in dieser Situation gut helfen kann. Das Mittel muß antidotiert (aufgehoben) werden. Auch dafür gibt es verschiedene Mittel, die je nach Art der Reaktion sorgfältig ausgewählt werden müssen. Wenn es zu einer nervlichen Überreizung gekommen ist, kann eine Tasse Kaffee, der Geruch einer Tasse Kaffee oder Coffea C30, bzw. C200, das homöopathische Mittel antidotieren, d. h. die Mittelwirkung aufheben. Es ist dann wieder alles in Ordnung.

Was ist bezüglich der Ernährung während der Krankheit und in der Genesungsphase zu beachten?

Eine homöopathische Behandlung verlangt einen bewußten Umgang mit sich selbst, denn die Mittel bringen uns in Kontakt mit uns selbst und machen auf notwendige Änderungen in der Lebensweise, Ernährung und Fütterung aufmerksam. Während der Einnahme des homöopathischen Mittels, bzw. nach einer akuten Krankheit, kann es vorkommen, daß ein lieb gewordenes Lebensmittel Ihnen oder Ihrem Tier nicht mehr gut tut. Umgekehrt kann es sein, daß ungewohnte Gelüste entwickelt werden oder sogar Verlangen nach Nahrungsmitteln aufkommt, die Sie oder Ihr Tier vorher nicht mochten. Wenn dies ein echtes Verlangen ist und nicht eine Vorstellung, die dem Kopf entspringt, dann sollten Sie dem nachgeben. Der Körper will damit ausdrücken, was er braucht. Oft sind solche Gelüste auch nur vorübergehend und verschwinden nach einiger Zeit wieder.

Was muß bei der Behandlung sonst noch beachtet werden?

Sprechen Sie möglicherweise auch mit Ihrem (Tier-)Homöopathen, wenn Sie sich oder Ihre Tiere selbst behandeln.

Die laufende Behandlung muß bei einer akuten Erkrankung unterbrochen werden, damit Mensch und Tier entsprechend ihrer Bedürfnisse versorgt werden können.

Ein Knochenbruch verlangt eine sofortige entsprechende Versorgung ebenso wie eine Operationsbegleitung etc. Sie sollten aber wissen, daß erwünschte Heilungsreaktionen, z. B. ein Ausschlag oder eine Absonderung, nicht eigenmächtig wegtherapiert werden dürfen. Die Eigenbehandlung setzt also, wenn es kompliziert wird, schon ein gutes Quantum an homöopathischem Fachwissen voraus.

Gibt es Wechselwirkungen zu allopathischen Medikamenten?

Die homöopathischen Mittel wirken ursächlich heilend, während die allopathischen die Symptome bekämpfen. Sie wirken also entgegengesetzt, antagonistisch. Jeder Organismus saugt die wohltuende, sanfte Kraft der homöopathischen Mittel förmlich wie ein Schwamm auf. Es gibt daher wenig negative Wechselwirkungen, aber die echte Heilung geht bei gleichzeitiger Einnahme von allopathischen Medikamenten nur abgeschwächt, zögerlich und begrenzt voran.

Fleisch - Verzehr oder Verzicht?

Über Vegetarismus ist zwar viel geschrieben worden, aber es wird in den Medien immer noch wenig über die Vorteile einer fleischlosen Ernährung berichtet. Vegetarier gehören in Deutschland zu einer Minderheit und teilen das Los aller Minderheiten. In der Regel bemüht man sich hierzulande noch kaum, ihre Motivation zu verstehen, sie zu achten und ihren Wünschen nach fleischloser Nahrung entgegenzukommen. Der fleischessenden Mehrheit gehört die Macht - unerschüttert von der Tatsache, daß sich auf unserer Erde eine Milliarde Menschen fleischlos ernährt; davon leben etwa drei viertel in Indien. In Deutschland gibt es eine Million Vegetarier.

Allein über das Wort Vegetarismus herrscht noch Unklarheit, Vorurteile bestehen seit langem. Als ich in einer städtischen Bibliothek nach Literatur über Vegetarismus fragte, bekam ich zur Antwort: „Was ist denn das? Ach, Sie meinen wohl Schildkröten, die essen doch Salatblätter." Aus gesundheitlichen und nicht aus ideologischen Gründen haben bereits viele Bundesbürger ihren Fleischkonsum verringert, denn heute wissen eigentlich viele, daß Fleischessen ihrer Gesundheit abträglich ist und zahlreiche Probleme mit sich bringt. Immerhin nahm der Fleischkonsum in den letzten sieben Jahren um 10% ab (Süddeutsche Zeitung, März 1993). Dies ist umso bemerkenswerter, als der Fleischverzehr in diesem Jahrhundert bisher kontinuierlich anstieg. Es gibt viele Gründe, die zum Vegetarismus führen, wie zum Beispiel ethische, ökonomische, gesundheitliche, biologische, toxikologische oder religiöse Motive. Wir beobachten seit Jahren, daß Menschen, die sich homöopathisch behandeln lassen, aufgrund der damit verbundenen Bewußtseinsentwicklung und der sich umstellenden Geschmacksnerven vom Fleischverzehr Abstand nehmen. Das Tierfleisch rückt immer mehr aus dem Brennpunkt ihrer Essensgewohnheiten. „Nicht Du läßt das Fleisch los, sondern das Fleisch läßt Dich los", so formulierte es treffend der indische Meister Sri Ramakrishna.

Über das ganze letzte Jahrhundert ist uns eingeredet worden, der Fleischverzehr sei eine zwingende Notwendigkeit, obwohl die Tatsachen das Gegenteil darstellen. Das Welternährungsproblem könnte gelöst werden, wenn sich alle Menschen vegetarisch ernähren würden. Mit pflanzlicher Kost könnten bei gleicher Anbaufläche zehnmal mehr Menschen ernährt werden als durch den Verzehr von Rindfleisch.

Dr. med. Max Otto Bruker erwähnt ein Beispiel aus der Zeit des ersten Weltkrieges: Im Jahre 1917 bewahrte der dänische Arzt Hindhede sein Volk vor einer Hungerkatastrophe, während das benachbarte Deutschland hungerte, obwohl die deut-

8

sche - im Verhältnis zur dänischen Bevölkerung - über 70% mehr Roggen und 130% mehr Kartoffeln zur Verfügung hatte. Hindhede erkannte, daß es nicht darum ging, das Vieh durchzufüttern, sondern in erster Linie die Menschen zu versorgen. Er ließ also den Schweinebestand um 4/5 und den Kuhbestand um 1/3 reduzieren. Auf diese Weise konnten die Dänen 80% des für die Tiere bestimmten Getreides etc. den Menschen zukommen lassen. Trotz des überzeugenden Erfolgs dieser Strategie sind diese Fakten in den Nachkriegsjahren - sofern es in Deutschland überhaupt bemerkt wurde - langsam in Vergessenheit geraten.

Heutzutage wirkt sich der übermäßige Fleischkonsum in den industrialisierten Ländern sehr schädigend auf die Entwicklungsländer aus, denn es werden wichtige Anbauflächen in diesen Ländern für das Futter unserer Tiere mißbraucht. Dies geschieht aufgrund des höher erwarteten Fleischertrages. Ganze Regenwälder werden abgeholzt, um Weiden für "Hamburger" zu schaffen. Dieses Fleisch wird zusätzlich zu dem schon vorhandenen Fleischüberfluß importiert. Unser Vieh, unsere Katzen und Hunde fressen die Nahrung der Hungernden anderer Länder. Jede zweite Sekunde stirbt dort ein Kind vor Hunger. Diese Länder aber brauchen unsere Devisen, um Impfstoffe, Pestizide und Kunstdünger zu kaufen. Ein Übel bedingt das nächste, Aussteigen aus dieser Spirale ist erst dann möglich, wenn auf allen Ebenen umgedacht wird. Wenn Tier und Mensch wieder als von Gott geschaffene Lebewesen betrachtet und geachtet statt benutzt werden, kann sich vieles ändern.

Obwohl wir den Überfluß kaum noch bewältigen können, wird weiterhin auf eine Steigerung der Ertragsrate gezüchtet. Mit der Genmanipulation und künstlichen Befruchtung haben wir Vieh gezüchtet, das in anormal kurzer Zeit schlachtreif wird. Der Fettanteil und die Farbe des Fleisches werden zudem, je nach Konsumentenwunsch, mittels Hormonen und Antibiotika verändert. Aus diesem Fleisch- und Eiweißkonsumrausch heraus wird immer mehr und mehr produziert. Anscheinend gibt es nirgends einen Knopf zum Ausschalten.

In der Homöopathie wird dieser Vorgang **Sykose** genannt. Das Prinzip des Auswucherns läßt sich in allen Lebensbereichen finden. Man kann die zelluläre Wucherung im Organismus durchaus in ähnlichen gesellschaftlichen Phänomenen wiederfinden, denn hinter allen Auswucherungen steckt eine treibende Kraft, nämlich unersättliche Gier. Für diese Gier sind wir sogar bereit, unsere Gesundheit zu opfern. Die Gier der europäischen Länder zeigt sich zum Beispiel darin, daß in den EU - Kühlhäusern 400.000 Tonnen Rindfleisch und 900.000 Tonnen Butter lagern. Die EU läßt sich die Finanzierung der Überschußlagerung und -verwertung der Milchprodukte jährlich über 15 Milliarden Mark kosten. Weitere Kosten entstehen durch die Vernichtung von überschüssigen Ernten an Obst und Gemüse, um die Preise künstlich „stabil" zu halten. Warum lassen wir nicht endlich los und verteilen die dort lagernden Produkte an die hungernden Menschen der Welt?

Ein Hoffnungsschimmer am Horizont der Agrarproduktion ist der biologische Landbau, der ohne Überschüsse auf einer wesentlich höheren Qualitätsstufe und dabei auch noch wirtschaftlicher produziert. Daraus wird deutlich, daß die scheinbar billigere landwirtschaftliche Massenproduktion in Wirklichkeit durch Lagerhaltungskosten und staatliche Subventionierung dem Bürger mehr Geld aus der Tasche zieht, als die biologische Anbauweise es tut.

Das Märchen vom hochwertigen tierischen Eiweiß

Nach der heute herrschenden Ernährungslehre wird das Fleisch wegen seines hohen Eiweißgehaltes als lebensnotwendiger Energiespender empfohlen. Andererseits weiß man in medizinischen Kreisen, daß viele Krankheiten z. B. Gicht, durch übermäßigen Verzehr von tierischem Eiweiß entstehen. Trotzdem werden nach wie vor überholte und einseitige Ernährungstheorien gelehrt und praktiziert. Hier einige der gängigen Vorurteile gegenüber der fleischfreien Ernährung und ihre Korrektur (2).

1. Es wird behauptet, pflanzliches Eiweiß sei minderwertig.
Richtig ist, daß pflanzliches Eiweiß zum einen leichter verdaulich ist und zum anderen die biologische Gesamtnutzung höher als die von Muskelfleisch ist, zum Beispiel: Blattgemüse 73,0% gegenüber Rindermuskel 71,3%.

2. Es wird befürchtet, daß Fleischverzicht mit Eiweißmangel einhergehe.
Tatsächlich benötigt der Mensch gar kein tierisches Eiweiß, sondern kann seinen Eiweißbedarf aus pflanzlichen Nahrungsmitteln decken. Bei laktovegetabiler Ernährung reichen 30 - 35 Gramm Eiweiß pro Tag aus; das ist ein Drittel weniger, als der deutsche Bürger durchschnittlich an tierischem Eiweiß zu sich nimmt. Eine zu hohe Eiweißkonzentration kann zu erheblichen gesundheitlichen Störungen führen wie z. B. Rheuma, Gicht, Menstruationsbeschwerden Nierenentzündung.

3. Eine weitere gängige Überzeugung lautet: Fleischverzicht führt zu Eisenmangel.
Dagegen stehen folgende Mineralstoffanalysen:

100 g Schweinekottlett enthalten	1,8 mg Eisen
100 g Zwiebeln	8,0 mg Eisen
100 g Mandeln	4,7 mg Eisen
100 g getrocknete Pflaumen	2,3 mg Eisen

Im Rahmen einer Studie der Weltgesundheitsorganisation (WHO) im Jahr 1993 wurden 4000 Menschen im Raum Augsburg über ihre Essensgewohnheiten befragt. Insgesamt werden weniger Fleisch, Wurst und Eier, dafür aber mehr

Gemüse und Getreideprodukte konsumiert als früher. Besonders gesund leben Frauen und jüngere Menschen. Je länger die Befragten eine Schule oder Universität besucht haben, um so weniger Wurstwaren kaufen sie.

Vergeblich versucht die fleischverarbeitende Industrie, die sich nicht davor scheut, die Landwirtschaftskammern vor ihren Karren zu spannen, mit dem Werbeslogan „Fleisch, ein Stück Lebenskraft" ihren Absatzmarkt zu erhalten.

Eine bemerkenswerte Studie von 18jähriger Dauer über vegetarische Ernährungsweise wurde in Australien durchgeführt. Sechzig Kinder wurden rein vegetarisch (auch ohne Fisch und Eier) mit organisch gedüngtem Obst und Gemüse ernährt und wuchsen ohne Impfungen und Medikamente auf dem Land auf. In den letzten 15 Jahren erhielten sie weder Milch noch Milchprodukte. Die Kinder wurden periodisch ärztlich untersucht. Alle Ärzte erklärten, sie hätten noch nie gesündere Kinder gesehen. Den guten Gesundheitszustand schrieben sie der ungewöhnlichen Ernährung zu (1), wobei sicher auch die fehlenden Impfungen positiv gewirkt haben.

Die aufgeführten Tatsachen sprechen für sich. Wer also jetzt den Wunsch verspürt, seinen Fleischkonsum einzuschränken oder sogar ganz darauf zu verzichten, könnte in der folgenden Behandlung der Arzneimittelbilder Hilfe finden.

Carola Lage-Roy

„Ihr, die ihr heute auf der Erde lebt, seid nicht viel anders als die, die damals in Sodom und Gomorha lebten. Ihr seid nur an eurem eigenen Vergnügen interessiert. Ganz gleich, ob dadurch jemand verletzt wird und leidet - ihr wollt eure fleischlichen Vergnügungen haben."

Maria (3)

Quellen:

(1) Kulvinskas, Viktoras, „Leben und Überleben". Kursbuch ins 21. Jahrhundert, 1980, Hirthammer Verlag, München.

(2) Bittermann, W. und Planck, F.-J. „Zeitbombe Tierleid", 1990, Orac Verlag, Wien.

(3) Kirkwood, Annie „Marias Botschaft an die Welt", 1992, Ch. Falk-Verlag.

Weiterführende Literatur:

Schwantje, Magnus „Gesammelte Werke, Band 1, Vegetarismus", 1976, Hirthammer Verlag, München.

Bruno, Karl-Wilhelm „Priester - Tierschützer - Vegetarier", 1991, Waldthausen Verlag, Ritterhude.

Warum essen die meisten Menschen gerne Fleisch?

Die miasmatische Grundlage des Fleischverzehrs beim Menschen

Ist der Mensch von Natur aus ein Fleisch- oder Pflanzenesser? Über diese Frage werden hitzige Diskussionen geführt und zahlreiche Theorien aufgestellt. Aufgrund rein physiologischer Merkmale, wie zum Beispiel der Länge des Darmes oder der Beschaffenheit des Gebisses, wird versucht, den Menschen in eine der beiden Kategorien einzuordnen. Da die Menschheit aus den unterschiedlichsten Menschenrassen besteht, die sich aufgrund klimatischer, geographischer und sozialer Gegebenheiten gebildet haben, ist dies Unterfangen problematisch. Wie die Menschenrassen auch immer vor langer, langer Zeit gewesen sein mögen, fest steht doch heute, daß gerade die Menschen in den sogenannten entwickelten Ländern einen unverhältnismäßig hohen Fleischverbrauch haben.

Um wieder zu einer ausgewogenen, natürlichen Nahrung zurückzufinden, müssen wir den Gründen nachgehen, die einen Menschen beziehungsweise ganze Völker davon abgebracht haben, sich überwiegend pflanzlich zu ernähren. Wenn wir einmal die Manipulation durch die fleischverarbeitende Industrie außer acht lassen, so sind nach unseren Beobachtungen, die auf den Prinzipien der Homöopathie beruhen, die Gründe für den Fleisch- oder Gemüseverzehr in der Individualität des Menschen zu suchen. Daß auch das soziale Umfeld eine prägende Bedeutung hat, wird dadurch nicht ausgeschlossen. Da der Verzicht auf Fleisch die Gesundheit eindeutig fördert, können wir davon ausgehen, daß Fleischverzehr die Entstehung von Krankheiten, besonders degenerativer Art, begünstigt.

Die Aufgabe des Homöopathen liegt weniger darin, Fleisch rigoros aus dem Speiseplan kranker Menschen zu verbannen, als vielmehr die krankhaften Ursachen zu heilen, die zu übermäßigem Fleischkonsum führen. Allerdings muß bei einigen Krankheiten, vor allem bei Krebs, der Verzehr von Fleisch ohne Wenn und Aber eingestellt werden. Die Homöopathie unterscheidet sich von allen anderen wissenschaftlichen Erklärungsversuchen zum Thema Vegetarismus durch folgendes:

Ihre Erkenntnisse beruhen nicht auf Meßwerten des hypothetischen Durchschnittsmenschen, sondern sind das Resultat von Beobachtungen an lebendigen Individuen. Die homöopathische Lehre von der Entstehung der Krankheiten - die Miasmentheorie - vermag die psychischen und geistigen Hintergründe der Entstehung von Krankheiten genauso zu beleuchten wie die Hintergründe des Fleischverzehrs.

Es soll hier nicht, wie es schon so oft geschehen ist, die eine Ernährungsweise idealisiert und die andere negiert werden, denn das würde nur der ohnehin schon zu starken Frontenbildung dienlich sein. Ganz im Gegenteil soll versucht werden, mit Hilfe der Miasmenlehre Verständnis für anders geartete Menschen sowie für die eigenen Bedürfnisse zu wecken. Nur wenn wir uns selbst verstehen, können wir uns und andere annehmen oder zumindest tolerieren.

Um dies tiefere Verständnis aufbringen zu können, ist es notwendig, etwas in die Miasmenlehre Hahnemanns einzudringen.

Das Wort **Miasma** wird eigentlich nur in der Homöopathie verwendet. Es stammt aus dem Griechischen und bedeutet soviel wie: *eine Ausdünstung aus Schlamm und verwesender Materie, die Krankheit verursacht.*

Das Entstehen von Materie beinhaltet gleichzeitig ihre Zerstörung, ihren Verfall, Verwesung und Tod. Dieser Kreislauf von Geburt und Sterben birgt die Möglichkeit der Entstehung von Krankheiten in sich. Von daher kann man sagen, die Miasmen sind die Grundstrukturen menschlichen Denkens und Handelns.

Vor jeder Schöpfung oder Erzeugung von Materie liegt etwas Immaterielles - ein Gedanke, eine Idee. Die Qualität der Schöpfungsenergie prägt natürlich das Produkt, das wiederum den Gesetzen der Materie unterworfen ist. Die tieferen Ursachen von Krankheiten liegen also in der Unterstützung jener Energien, die gegen das Leben gerichtet sind. Es ist daher verständlich, warum sich die Schulmedizin mit ihren materiellen Medikamenten, die zusätzlich meist starke Gifte sind, so schwer tut, chronische und degenerative Krankheiten wirklich auszuheilen. Wesentlich einfacher ist es, sich auf die Ebene der Entstehung von Krankheiten zu begeben und mit **dynamisierten Heilmitteln** zu heilen.

Samuel Hahnemann, der Begründer der Homöopathie, beobachtete zwölf Jahre lang die Krankheits- und Heilungsprozesse seiner Patienten und recherchierte in seiner gründlichen Art in der Geschichte der Medizin. Seinem unermüdlichen Forschungsdrang fiel auf, daß die Menschheit erst ab einem bestimmten Zeitpunkt erkrankte und sich davor guter Gesundheit erfreuten. Dieser Zeitpunkt ist der Ausbruch der *Krätze,* einer juckenden, durch Milben übertragbaren Hautkrankheit, und zwar ist es weniger der Ausbruch, als vielmehr das Unterdrücken derselben. Durch jede Unterdrückung wird das krankmachende Muster noch stärker im Organismus eingeprägt, und die Behandlung wird komplizierter.

Hahnemann stellte in seiner Miasmenlehre die Theorie auf, daß alle Krankheiten ihren Ursprung in drei krankhaften Grundrichtungen haben, und diese nannte er **Psora, Sykose** und **Syphilis.**

Alle gravierenderen gesundheitlichen Probleme fingen nämlich immer dann an, wenn der Hautausschlag unterdrückt wurde. Die Krätze (lat. Scabies) war vor und auch zu Hahnemanns Lebzeiten eine weitverbreitete Krankheit und wurde wegen der großen Ansteckungsgefahr besonders in den oberen Bevölkerungsschichten nicht gern gesehen. Deshalb versuchte man, sie schnell zu beseitigen, welches zwangsläufig eine Unterdrückung war, da damals nur äußerliche Maßnahmen angewendet wurden, und das krankmachende psychische Muster unberücksichtigt blieb. Die Folge waren therapieresistente Funktionsstörungen und chronische Nervenleiden.

Samuel Hahnemanns jahrelange Forschungsarbeiten führten zu dem Schluß, daß die krankhaften Denkstrukturen ihre äußerliche Erscheinung zuerst auf der Haut zeigen, wobei die einfachste Form dieser Erscheinungen die *Krätze* ist. Hahnemann nannte diese

> *„Die zukünftige Generation wird ihre ganze Zeit und ihren ganzen Einsatz darauf verwenden müssen, sich von den katastrophalen Folgen unserer Forschung zu befreien."*
>
> *Pierre Lépine*

Grunderkrankung einschließlich ihrer Folgekrankheiten **Psora** (griechisch: Krätze). Der Keim zum Miasma Psora liegt in jedem Menschen - bedingt durch die Gesetze der Materie. Denkmuster, die gegen das Leben gerichtet sind, lassen den Keim der Psora sprießen. Die Unterdrückung dieser Urform von Krankheit, oder wie es Hahnemann formulierte - der Mutter aller Miasmen - läßt aus ihr eine Hydra werden, aus der sich tausend neue Krankheiten entwickeln können.

Das zweite Miasma, das Hahnemann entdeckte, war die **Sykose** (griechisch: Feigwarzenkrankheit). Sie liegt dem Ausbruch und der Unterdrückung der Geschlechtskrankheit *Gonorrhoe* (Tripper) zugrunde.

Das dritte Miasma erkannte er in **Syphilis**. Es bildet sich durch den Ausbruch und die Unterdrückung der gleichnamigen Geschlechtskrankheit.

Die Miasmentheorie wurde nach Hahnemanns Tod von verschiedenen Homöopathen weiterentwickelt, und die Zusammenhänge wurden immer deutlicher. Seine Nachfolger entdeckten weitere Miasmen, die als eine Folge der Kombination der drei Grundmiasmen zu sehen sind. Sie haben auch anhand von unzähligen Fällen dokumentiert, wie sich die Miasmen über viele Generationen weiter vererben können. Ein Miasma muß nicht durch eine Ansteckung ausgelöst werden.

Die Thesen Hahnemanns, die wesentlich zum Fortschritt der medizinischen Möglichkeiten beitrugen, werden laufend von den Homöopathen bis in die heutige Zeit bestätigt. So können zum Beispiel auch viele der Unterdrückungsmethoden der Schulmedizin, allen voran die Impfungen, die Miasmen verstärken und aktivieren.

Die Miasmen Psora, Sykose und Syphilis steigern sich in dieser Reihenfolge in der Intensität ihrer krankhaften Struktur. Es ist interessant zu beobachten, wie das Eßverhalten allgemein und im besonderen das Verlangen nach Fleisch durch die jeweilige miasmatische Belastung geprägt wird.

> *„Wer nicht davor zurückschreckt Tierversuche zu machen, der wird auch nicht zögern, über die Experimente mit Tieren zu lügen."*
>
> George Bernard Shaw

Zusätzlich zu den drei Grundmiasmen werden wir die Miasmen **Tuberkulose** und **Cancerose** betrachten. Anschließend werden die wichtigsten Mittel vorgestellt, die bei den Arzneimittelprüfungen einen großen Appetit auf Fleisch entwickelt haben. Diese Typenbeschreibungen sind nicht unbedingt wörtlich zu nehmen. Auf jedes Miasma trifft eine Vielzahl von Arzneimitteln zu. Erst in diesen erkennt man die feinen Abstufungen und die Individualität des Mittels.

Sie werden sich nun vielleicht fragen, ob die homöopathischen Mittel wie Appetitzügler wirken, die auf Fleisch geeicht sind. Nein, solche Erwartungen sind bei der Homöopathie fehl am Platz. Die homöopathische Behandlung zwingt Ihnen niemals ein Verhalten auf, sie zeigt Ihnen nur neue Möglichkeiten, um sich von festgefahrenen Gewohnheiten zu befreien. Dabei wird der freie Wille des Menschen nicht verletzt. Es liegt an Ihnen, ob Sie die Chancen nutzen!

Der Psoriker – ein Opfer kulinarischer Verführungskünste

Der Psoriker braucht kein Fleisch, weder aus physiologischen noch aus emotionalen Gründen. Wenn er es trotzdem ißt, dann hat er es sich eingeredet bzw. einreden lassen: „Fleisch sei ein Stück Lebenskraft, ohne Fleisch könne man nicht leben, Fleisch sei gesund und lebensnotwendig, Fleisch gehöre zu einem guten Mittagessen." Er ißt das Fleisch, weil es serviert wird und er gewohnt ist, alles zu essen, was auf den Teller kommt. Der psorisch veranlagte Mensch fühlt sich durch Fleischverzehr nicht besonders beeinträchtigt, aber größere Mengen machen ihn lethargisch. Es ist für ihn nicht schwierig, das Fleischessen aufzugeben, sobald er sich zu diesem Schritt entschlossen hat.

Der Psoriker leidet oft unter juckenden Hautkrankheiten, z.B. Ekzemen. Im Gegensatz zu den übrigen miasmatisch belasteten Personenkreisen ist er jedoch organisch noch gesund. Er neigt zur Trägheit, und der Fleischverzehr wirkt ungünstig auf den Zustand seiner Haut und die Beweglichkeit und Frische seines geistigen Zustandes. Wenn ihm diese Zusammenhänge bewußt werden, verzichtet er daher gerne auf das Fleisch.

Der Sykotiker –
ein eingefleischter Gewohnheitsmensch

Der Sykotiker braucht nicht unbedingt Fleisch, aber sein Körper verlangt nach Eiweiß. Er ist ein Gewohnheitsmensch, und so wird es für ihn zur "eingefleischten" Gewohnheit, gerade tierisches Eiweiß zu sich zu nehmen. Sein Körper gewöhnt sich an ein bestimmtes Eiweiß, z. B. Fleisch, und möchte dann gerne weiterhin diese Art von Eiweiß erhalten, selbst wenn er sich über die schädlichen Auswirkungen des Fleisches bewußt ist. Umstellungen sind dem Sykotiker lästig und stören seinen eingefahrenen Lebensrhythmus. Deswegen stellt er sich ungern auf neue Eßgewohnheiten um. Er möchte ein genüßliches Leben führen, mit möglichst wenig Störungen von außen. Wenn nun aber Fleisch die Hauptquelle seines Eiweißkonsums ist, dann bekommen seine Ausscheidungsorgane Probleme. Es kommt zu Überfülle und Anhäufungen von Abfallprodukten. Das Lymphsystem verschleimt, und er leidet unter einer Folge von Krankheiten, die alle mit Unbeweglichkeit und Schwere zu tun haben, z.B. katarrhalische Zustände (Ausfluß, Bronchialasthma, Darmkatarrh), Gicht, Rheuma, gutartige Gewächse, wie Tumore, Zysten, Polypen, Lipome.

Nur die äußerste Not kann den Sykotiker von seinem Fleischverzehr abbringen. Dies Verhalten läßt sich auch durch seine schicksalsergebene Einstellung zu seiner Krankheit erklären. Er sieht sie als lästige, aber natürliche Begleiterscheinung des Lebens und erträgt sie oft bis zu seinem Lebensende. Da er von Natur aus sehr zäh ist, dauert es lange, bis er einsieht, daß eine Änderung der Lebensweise für sein allgemeines Wohlbefinden nur förderlich wäre.

Der Syphilitiker –
lebt und stirbt mit dem Fleisch

Der Syphilitiker braucht das Fleisch aus physiologischen Gründen. Seine Körperstruktur ist durch den Fleischverzehr geprägt. Er glaubt, ohne Fleisch in seiner Nahrung könne er seinen Körper nicht ausreichend mit Nährstoffen versorgen. Die syphilitischen Menschen werden von Gegnern des Vegetarismus gerne als Paradebeispiel angeführt, um zu beweisen, daß der Mensch tierisches Eiweiß braucht. Das Fleisch treibt diesen Menschen, und er kann ohne es nicht funktionieren. Fleisch ist für ihn Treibstoff. Selbst wenn seine Nahrung nur einen Tag lang kein Fleisch enthält, merkt er einen Abfall in seinem Energiehaushalt und seiner Leistungsfähigkeit.

Der Syphilitiker ist ein ewig getriebener Mensch. In seiner zwanghaften Geschäftigkeit achtet er immer weniger darauf, die schädliche bzw. giftige Wirkung des Fleisches wenigstens durch vollwertige Beilagen zu mindern. Fleisch gehört zu den

Nahrungsmitteln, die am meisten die Verdauung belasten, und zudem entstehen durch industrielle Massentierhaltung, falsche Ernährung, Impfen, Hormone und Medikamente entstehen neue, nicht abschätzbare Gefahren für den Menschen. Am Ende seines bedauernswerten Lebens wird das Tier auf brutale Weise geschlachtet. Angst und Haßgefühle erzeugen weitere Schadstoffe im Körper des Tieres.

Der Syphilitiker tendiert dazu, zu Genußmitteln zu greifen, die die toxische Wirkung zwar kurzfristig ausschalten oder dämpfen, sie aber auf lange Sicht bedeutend verstärken, wie Alkohol, Zigaretten, Kaffee und andere Suchtmittel. Langsam nimmt die Giftwirkung auf allen Ebenen zu und fängt an, ihn zu zerstören.

Der Tuberkuliniker – sehr bewußt, jedoch viel Lust auf Fleisch

Die Tuberkulose, als Miasma, besteht aus den wesentlichen Elementen von Psora und Syphilis.

Der Tuberkuliniker braucht das Fleisch eher auf der emotionalen als auf der körperlichen Ebene. Es reichen ihm im Grunde genommen ganz kleine Mengen Fleisch. Allein das Fleischaroma genügt ihm in manchen Fällen, z. B. Fleischsoße oder Sojawürste. Er mag gerne Eintöpfe auf Fleischbasis, die auch viel gesundes Gemüse enthalten. Der Tuberkuliniker ist sich in der Regel der schädlichen Auswirkungen des Fleisches bewußt und versucht sie, so weit wie möglich, zu mindern oder durch eine gesunde Kost auszugleichen. Ganz ohne Fleisch lebt es sich für einen Tuberkuliniker meist recht schwer. Auf jeden Fall wird sich ein abrupter Fleischverzicht von heute auf morgen bei ihm schädlich auswirken. Er kann körperlich mit Anämie, Eiweißmangel und noch schwereren Leiden reagieren.

Ein Tuberkuliniker bevorzugt häufig eine bestimmte Fleischsorte. Diese Vorliebe kann allerdings im Laufe der Zeit auch abrupt wechseln. Der Tuberkuliniker ist sich in der Regel der Konsequenzen seiner Handlungen bewußt, und es mangelt ihm auch nicht an der Bereitschaft, Lebens- und Eßgewohnheiten zu ändern. Er ist flexibler als der Sykotiker. Er weiß um die schädliche Wirkung von Fleisch auf den Körper (Purine, Cholesterin) und um die Giftbelastung des Fleisches durch Medikamente (Hormone, Antibiotika, Betablocker, Histamine, Beruhigungsmittel, Pestizide u.s.w.).

Er weiß auch um die Quälerei der Tiere in der Massentierhaltung. Er kennt die Auswirkungen auf die Umwelt. Irgendwann kann er nicht mehr ruhigen Gewissens Fleisch essen und verzichtet. Da dieses jedoch seinem tuberkulinischen Wesen nicht entspricht, verkraftet er den Verzicht nicht so gut. Das Verzichten bezieht sich nicht nur auf das Fleisch, sondern kann sich auch in anderen Bereichen des Essens zeigen. In seinem jeweiligen Verzicht ist er nicht starr, sondern geht auch gelegentlich wieder seinen vorherigen Essensgelüsten nach.

Der Carcinose –
Stoffwechselentgleisung durch Giftansammlungen

Er wird am meisten von allen miasmatisch belasteten Menschen durch Fleischverzehr geschädigt, da das Miasma Carcinose aus den wesentlichen Elementen der drei Miasmen besteht und daher alle drei großen Krankheitsrichtungen in sich birgt. Wie es der Name schon ausdrückt, gipfelt die Verflechtung der drei Miasmen am Ende in bösartigen Wucherungen, im Krebs.

Bei diesen Menschen verstärkt der Fleischverzehr die schon vorhandenen Funktionsstörungen der Organe und des gesamten Stoffwechsels. Das Nahrungsmittel Fleisch macht ihn körperlich und geistig träge. Er kann Stoffwechselgifte, Gifte im Fleisch und Umweltgifte noch schlechter ausscheiden als die anderen miasmatisch belasteten Personenkreise. Die Ansammlung von Giftstoffen fördert wiederum unkontrolliertes Zellwachstum.

Der echte Carcinose hat eigentlich kein so ausgeprägtes Verlangen nach Fleisch wie der Syphilitiker und der Tuberkuliniker. Es schmeckt ihm zwar, aber er braucht es nicht unbedingt, infolgedessen hat er am wenigsten Schwierigkeiten, sich fleischlos zu ernähren, insbesondere dann, wenn er erkennt, daß Fleischverzehr das bösartige Zellwachstum fördert. Während einer naturheilkundlichen Krebstherapie ist es unerläßlich, auf den Verzehr von tierischem Eiweiß rigoros zu verzichten.

Der echte Carcinose hat in der Regel keine Schwierigkeiten, seine Ernährungsgewohnheiten abrupt auf eine fleischlose Kost umzustellen. Falls doch Schwierigkeiten auftauchen, dann ist er kein geborener Carcinoser, sondern hat sich die carcinöse Struktur im Laufe seines Lebens erst erworben.

So gibt es viele Tuberkuliniker, bei denen sich das Miasma der Carcinose erst im Laufe ihres Lebens entwickelt. Aus homöopathischer Sicht ergibt diese Kombination der Miasmen eine kompliziertere Behandlung.

Es gibt Tuberkuliniker, die aufgrund des fehlenden Verlangens nach Fleisch ihr Leben lang keines gegessen haben. Wenn sich bei diesen Menschen Krebs entwickelt, kann plötzlich ein überwältigender Heißhunger auf Fleisch auftauchen. In diesem Fall wäre es nicht ratsam, diesem Appetit nachzugeben. Dieser Wunsch entspringt den Aspekten, die für das Tumorwachstum verantwortlich sind, und diese nähren den Krebs. Der Tumor braucht Eiweiß, insbesondere tierisches Eiweiß, zum Wachsen.

Zusammenfassung:

Das Verlangen nach Fleisch nimmt entsprechend der stärkeren miasmatischen Belastung zu, und es schadet auch mehr. Nur bei dem Carcinosen neigt sich die Kurve wieder nach unten. Er ist von vornherein so belastet, daß er Fleisch nicht mehr so mag und es auch nicht mehr verträgt. Wir haben diese Zusammenhänge durch Beobachtungen an vielen Menschen gewonnen. Es gibt über dieses spezielle Thema keine Literatur, wohl aber allgemein zu den Miasmen, z. B. von J. H. Allen, „Die chronischen Krankheiten - Die Miasmen, Band 1+2" und das Basiswerk von Hahnemann „Die chronischen Krankheiten".

Wenn Sie nun die Wirkung der Mittel an sich selber erfahren möchten, empfehlen wir Ihnen, falls Sie Anfänger in der Homöopathie sind, drei Globuli oder Tropfen des Mittels in der Potenz C 200 einzunehmen. Warten Sie etwa vier Wochen ab und beobachten Sie einfach, was geschieht. Sie können das Mittel bei Bedarf nochmals wiederholen, außer wenn Sie vorher eine negative Erstreaktion hatten.

Quellennachweis: Die Zitate wurden dem Buch von Pietro Croce „Tierversuch oder Wissenschaft", 1988, Hirthammer-Verlag, München, entnommen.

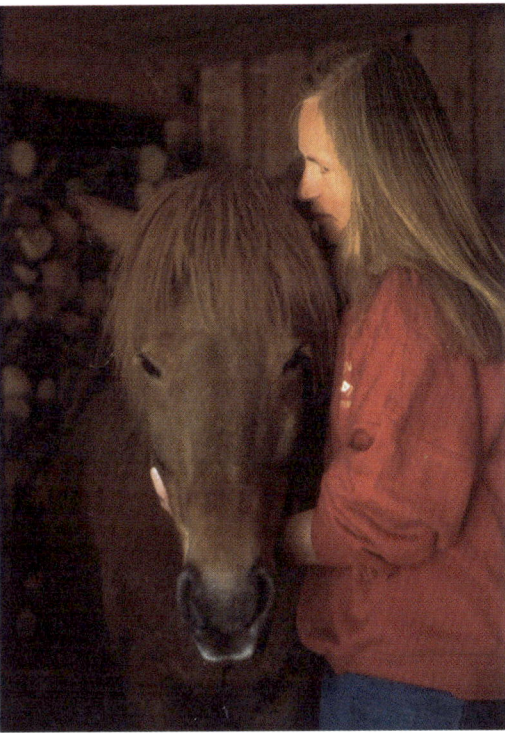

Carcinose und Tuberkuliniker haben ein besonders inniges Verhältnis zu Tieren.

Arzneimittelstudien zum Thema Fleischverzehr

Sulfur - Die Sucht nach Fleisch

Das Hauptmittel für das psorische Miasma

Sulfur ist ein gemütlicher Mensch. Er ist der Meinung, daß man das Leben nicht so ernst nehmen soll, und handelt immer nach dem Motto: „Was man schafft, hat man geschafft, was nicht, kann auch noch bei der nächsten Gelegenheit erledigt werden!"

Ein Mensch, dem Sulfur guttäte, will zwar ein Ziel erreichen, nur besteht sein Hauptproblem darin, daß er nicht genau weiß, was er wirklich will. Im ersten Moment ist er von einer Idee vollkommen begeistert und möchte sie sofort in die Tat umsetzen. Voller Euphorie kreisen seine Gedanken um die unendlichen Möglichkeiten, die sich durch jede neue Idee ergeben. Nach ein paar Tagen, in denen er diesen schönen Plänen, die leider nur in seiner Phantasie existieren, nachgeht, überfällt ihn eine neue Idee. Sie erscheint ihm noch schöner als die erste. Also schiebt er kurzerhand alle alten Ideen beiseite. Bei jedem Schritt öffnen sich für Sulfur neue Türen. Ständig tauchen neue Möglichkeiten auf. Seine Neugier ist groß. Er investiert seine Zeit und Kraft parallel in die verschiedensten Projekte, immer mit dem inneren Versprechen, alle auf Eis gelegten Vorhaben bei der nächstbesten Gelegenheit wieder aufzugreifen. Leider sind gute Vorsätze und Versprechungen immer so schwer einzuhalten!

Der Sulfur-Typ verspricht sich auch viel vom Essen. Es muß einen gewissen Reiz haben, Bewegung in ihn bringen, ihn stimulieren. Häufig greift er zu Stimulantien. Andernfalls neigt er dazu, in eine behagliche Passivität zu gleiten und sich treiben zu lassen. Wie soll er sich also wach und rege halten? Dazu braucht er einen neuen Stimulus, sei es eine neue Idee, die er verfolgen kann, seien es Schnaps, Kaffee oder ein schönes Essen. Er mag sein Essen gerne gut und scharf gewürzt. Fleisch braucht er mindestens einmal täglich, am liebsten zu jeder Mahlzeit. Es setzt ihn in Bewegung.

Aber dieses genüßliche Leben hat seine Schattenseiten. Zu viel Stimulanz zieht natürlich im Laufe der Jahre Verdauungsprobleme sowie Stoffwechselschwierigkeiten nach sich. Rheuma und Gicht sind oft die Folgen. Das Essen stimuliert ihn zwar kurzzeitig, aber hinterher fühlt er sich um so schlechter. Er bekommt dyspeptische Symptome, wie Müdigkeit, Schwere und Völle im Bauch sowie Sodbrennen. Sein eigenes hektisches Essensverhalten läßt starke Unzufriedenheit mit sich selbst aufkommen. Er möchte aus diesem Kreislauf ausbrechen.

Sulfur hat sich viele philosophische Gedanken gemacht, sich mit unzähligen Dingen beschäftigt. Natürlich hat er vieles - kaum ausprobiert - wieder zur Seite gelegt, um irgendwann im Leben die Fährte wieder aufzunehmen. Er ist im Grunde überzeugt, daß er Suchtmittel oder ungesunde Nahrungsmittel weglassen sollte. Jedoch mag er keine halben Sachen. Wenn er sich einmal für etwas entschieden hat, muß schon eine Radikalkur für Ordnung sorgen. Reduzieren geht nicht, denn beim Sulfur-Typen wird "weniger immer mehr". Er verspricht zum Beispiel, kein Fleisch mehr zu essen. Aber Sulfur-Typen machen Versprechungen, um sie wieder zu vergessen. Damit ist er wieder in seinem alten Kreislauf gefangen, und das Rad der schlechten Gewohnheiten dreht sich in vollem Schwung.

Calcium carbonicum - ein Liebhaber deftiger Hausmannskost

Das Hauptmittel für die Kombination von Psora und Sykose

Der Calcium-carbonicum-Typ ist von Haus aus kein Fleischesser. In der Baby- und Kleinkindphase interessiert er sich nicht für das Fleisch und kann sogar eine heftige Abwehr dagegen zeigen. Das Kind spuckt das Fleisch oder die abgekauten Fleischfasern wieder aus. Es ist mit Brei, Milch, Eiern, Gemüse und Obst zufrieden. Sind die Eßgewohnheiten in der Familie weiterhin vom regelmäßigen Fleischverzehr geprägt, dann fängt das Kind erfahrungsgemäß ab dem vierten Lebensjahr - oder manchmal später - auch an, Fleisch zu essen, und entwickelt ein regelrechtes Verlangen danach. Es geht so weit, daß es vom Fleischverzehr abhängig wird. Im Laufe der Zeit kann dies zu verschiedenen degenerativen Erkrankungen führen. Das Überangebot an Eiweiß kann tiefsitzende Stoffwechselstörungen auslösen, die mit einer Reduktion der körpereigenen Abwehrkräfte einhergehen. Der durch Fleischverzehr belastete Calcium-carbonicum-Typ neigt zu chronischen Atemwegserkrankungen, die leicht akut aufflammen können. Zu der bedenklichen Akkumulation von Eiweiß kommt es, weil dieser Typ zusätzlich ein großes Verlangen nach allen Arten von Milchprodukten und Eiern hat und kaum darauf verzichten kann. Er liebt Fleisch in Form von deftiger Hausmannskost und Eintopf.

Der positive Einfluß: Durch die Wirkung von Calcium carbonicum finden diese Menschen wieder zu ihrer ursprünglichen fleischlosen Kost zurück, und der Körper wird angeregt, die Stoffwechselgifte auszuscheiden. Infolge der abnehmenden Übersäuerung schwitzt der Mensch nicht mehr so übermäßig besonders am Kopf. Drüsenschwellungen bilden sich zurück. Das Übergewicht, insbesondere die Fettpolster im Bauchbereich, verschwindet. Die typischen Symptome der Übersäuerung - saurer Mundgeschmack, häufiges saures Aufstoßen, saure Stühle, feuchtsaure Ausdünstungen - gehören der Vergangenheit an. Auch das Gefäßsystem stabilisiert sich. Das Herzklopfen nach dem Essen und nachts verschwindet und verursacht keine Angst mehr. Die Empfindlichkeit gegen Nässe und Kälte weicht einem wohlig warmen Körpergefühl. Rheuma und Gicht können durch Calcium carbonicum in Verbindung mit einer vegetarischen Ernährung geheilt werden.

Nux vomica - der gestresste Feinschmecker

Ein Mittel für die Kombination von Psora und Syphilis

Der Nux-vomica-Typ ist von Natur aus ein Feinschmecker. Essen, Trinken und Genießen nehmen einen wichtigen Platz in seinem Leben ein. In der homöopathischen Arzneimittellehre ist er bekannt als der typische Geschäftsmann, („workaholic") der weder rastet noch ruht und sich mit Feuereifer in die Arbeit stürzt. Da er zudem von hitzigem Gemüt ist, befindet er sich in einem Dauerstreß. Es ist für ihn fast unmöglich abzuschalten. Die Mahlzeiten, besonders das lange Abendessen, helfen ihm dabei, zur Ruhe zu kommen. Da es Feinschmeckergerichte in der Regel mit sich bringen, schwer verdaulich zu sein, vor allem für einen Menschen, der den größten Teil seines Lebens hinter dem Schreibtisch verbringt, bedarf es weiterer sogenannter anregender Hilfen - Abführmittel, Tabak, Alkohol und Kaffee.

Bei diesem Typ kann man recht deutlich einen verhängnisvollen Kreislauf beobachten, in dem das Fleisch eine zentrale Rolle spielt. Morgens muß er seinen Kaffee haben, um den schwachen Kreislauf anzuregen. Dann arbeitet er wie ein Stier, daher braucht er mittags die animalische Energie in Form von Fleisch, um seine Energiereserven wieder aufzufüllen. Das mit Medikamenten angereicherte Fleisch macht ihn dumpf, folglich braucht er wieder Kaffee, Zigaretten oder Alkohol, um sich in Schwung zu bringen. Sobald sein Motor einmal läuft, ist er nicht mehr abzustellen. Der Nux-vomica-Typ reagiert extrem schnell gereizt. Dieser Zustand schlägt ihm auf den Magen und verdirbt ihm unter Umständen den Mittagsappetit. Erst wenn er mit seiner Arbeit fertig geworden und zur Ruhe gekommen ist, kann er dem Essensgenuß frönen. Er schwelgt gerne in einem guten Restaurant bei Aperitif, Vorspeisen und üppigen Fleischgerichten mit viel Sahnesoße. So wenig Zeit er tagsüber zu haben glaubte, so viel Zeit nimmt er sich abends zum Essen. Durch das Übermaß an nächtlichem Essen wird zum einen die Nachtruhe verkürzt, und zum anderen kann sie nicht regenerierend wirken, da der Körper mit der Verdauung beschäftigt ist und die angesammelten Toxine nicht ausscheiden kann.

Der positive Einfluß: Durch die Einnahme von Nux vomica wird der Mensch bewußter und ruhiger. Er hat seine Triebe mehr unter Kontrolle. Auf eine ganz natürliche Weise verliert er den unwiderstehlichen Drang, sich Nahrungs-, Reiz-, und Suchtmittel einzuverleiben, die ihm alle eher schaden. Seine Essensweise wird einfacher, und er entwickelt einen richtigen Appetit auf gesunde Kost.

Magnesium carbonicum - Fleisch als Nervennahrung

Ein Mittel für den Tuberkulinismus

Magnesium carbonicum ist ein nervöser Typ. Er ist hochempfindlich und verträgt die starken Anforderungen, die das Leben an ihn stellt, gar nicht gut. Die täglichen Sorgen strapazieren seine Nerven derartig, daß sie nahezu "bloß" liegen und nicht ausreichend geschützt sind. Die starke Belastung durch Giftstoffe macht sein Nervensystem noch anfälliger für äußere Reize. Besonders nach einem schweren Essen ist er völlig entkräftet. Magnesium carbonicum paßt besonders gut für Kinder, die dünn, fast abgemagert und hochnervös sind. Die Schule ist eine große Belastung für diese Kinder. Sie haben ein fast unersättliches Verlangen nach Fleisch, Milch und Fleischbrühe, können diese Nahrungsmittel jedoch nicht verdauen und leiden unter chronischem Durchfall. Gemüse berühren sie gar nicht. Obst, vor allem saures, essen sie allerdings gern.

Der positive Einfluß: Magnesium carbonicum ist heilsam für Menschen, die sich nur von Fleisch ernähren könnten. Es hilft ihnen dabei, wieder Gemüse in ihren Speiseplan aufzunehmen. Übersäuerte, zappelige Kinder werden ruhiger und nehmen wieder an Gewicht zu. Sie wachen morgens erfrischt auf und können endlich mit Leichtigkeit aufstehen. Die lähmende Müdigkeit am Vormittag ist verschwunden. Es macht diese Menschen widerstandsfähiger gegen Erkältungen, die sich bei Magnesium carbonicum insbesondere durch einen trockenen Husten ohne viel Auswurf äußern.

Kreosot

Ein Mittel für das syphilitische Miasma und die Kombination von Sykose und Syphilis

Es gibt noch viele andere Mittel, die großen Appetit auf Fleisch haben. Um zu zeigen, auf welche unterschiedlichen Weisen sich dies Verlangen äußern kann, sei hier noch als ein weiteres Beispiel Kreosot aufgeführt.

Kreosot entsteht bei der Verbrennung von Holz und ist im Rauch enthalten. Die konservierenden Eigenschaften des Rauches, wie man sie sich beim Räuchern von Fisch und Fleisch zunutze macht, sind in Kreosot enthalten. Menschen, die Kreosot als homöopathisches Heilmittel brauchen, haben ein ausgeprägtes Verlangen nach Geräuchertem, besonders nach geräuchertem Fleisch und Fisch.

Der Kreosot-Typ ist ein sehr liebesbedürftiger Mensch und kann niemals genug Liebe und Zärtlichkeit bekommen. Auch in seinem Eßverhalten finden wir eine unbändige Gier, und zwar auf Geräuchertes. Er empfindet ein furchtbares Nagen im Magen, wird unruhig und fühlt sich hundeelend, bis er seinen Magen gefüllt hat. Am wohlsten fühlt er sich, wenn er Salami oder Kaminwurz ißt. Diese Gier nach Essen ist besonders ausgeprägt, wenn Liebesentzug, Kummer oder Depressionen vorhanden sind.

Der positive Einfluß: Durch Kreosot wird der Mensch innerlich stabiler, läßt sich nicht mehr so leicht durch Liebesentzug oder ähnliches in seelische Abgründe fallen. Sein Eßverhalten wird ausgewogener. Es gelüstet ihn nicht mehr nach Nahrungs- oder Genußmitteln, die ihn überwiegend schädigen, und er kann sich besser beherrschen, zumal dieses nagende Unbehagen im Magen verschwindet.

Ravi Roy

Die Ernährung der Haustiere

Jedes noch so passend gewählte homöopathische Mittel wird an einem völlig falsch ernährten Tier versagen müssen, da der Organismus einfach nicht zu einer heilkräftigen Reaktion fähig ist.

Bei vielen meiner Patienten sehe ich erst dann eine Besserung des krankhaften Zustandes, wenn ich ihnen das bisher verabreichte Fertigfutter (Dose, Trockenfutter und dergl.) nach einigen Tagen Fasten durch natürliche Kost ersetze. Das gleiche gilt für alle Tierarten, die in menschlicher Obhut ganz auf das vorgesetzte Futter angewiesen sind.

Dr. Francis Pottenger, Arzt in Monrovia, Kalifornien, belegte eindeutig durch seine inzwischen klassischen Fütterungsversuche, daß **Katzen**, die ausschließlich mit gekochter Nahrung ernährt wurden, in mittleren Lebensjahren all die Krankheiten entwickeln, die wir Zivilisationskrankheiten nennen, wie Diabetes, Gicht und Fruchtbarkeitsstörungen sowie eine Reihe psychischer Defekte wie Überängstlichkeit und, besonders bei Katern, perverses Verhalten. Solange sie rohe Milch und rohes Fleisch bekamen, blieben sie gesund. Als er ihnen pasteurisierte Milch und gekochtes Fleisch fütterte, fingen sie bald an gesundheitlich abzubauen. Auch bei **Enten**, die von wohlmeinenden Spaziergängern in stadtnahen Gewässern ständig mit altem Weißbrot usw. gefüttert werden, treten die Zivilisationsschäden auf.

Verbildet durch die Schulmedizin habe ich Jahre gebraucht, um wieder zu den Dingen zurückzufinden, die mir als Kind vertraut und selbstverständlich waren. Unsere **Pferde** bekamen u.a. Hafer, Gerste, Heu, Äpfel, Eicheln, Rüben und Kräuter, die Katzen zusätzlich zu Ratten, Mäusen und Kaninchen rohe Milch, sonst nichts. Unsere **Katzen** waren durchweg gesund, ebenso wie die **Hunde**, die rohes Fleisch, vorwiegend von Schafen, und die Innereien von Kühen (Pansen mit Inhalt), ansonsten Gemüse und Reste aus der Küche bekamen. Diese Hunde haben nie eine Tierarztpraxis von innen gesehen - zumal in den fünfziger und sechziger Jahren jeder Tierhalter noch ein wenig von natürlicher Heilkunde verstand und nicht jedes Magengrimmen einen Spezialisten verlangte.

Nun führt mich meine eigene homöopathische Praxis für Tiere wieder zurück in die Zeit meiner Kindheit und Jugend, als ich noch ganz selbstverständlich wußte, welches Futter für welches Tier gut war, bevor das Wissen aus Büchern über Tierernährung meine Erfahrung verdrängte und ich einige Jahre der einseitig materiell analytischen Wissenschaft glaubte.

Da **Katzen** heute kaum noch ihr Futter selbst fangen, sollten wir ihnen rohes Fleisch - die optimale Ernährung wären Eintagsküken - von Hühnern, Vögeln, Enten sowie Kaninchen anbieten, nicht nur das Muskelfleisch, wichtig sind auch die Innereien. Der Kropf einer Taube enthält die Körner, die eine Katze braucht. Geben Sie ihr stattdessen eine Scheibe Schwarzbrot mit Butter (Biobrot, kein Chemiebrot); rohes, feingeraspeltes Gemüse oder Obst (kommt dem Inhalt des Magens der Beutetiere nahe) mit Distelöl; ferner Quark, Eier, Fisch, auch Ihre eigenen Essensreste werden ab und zu gern gefuttert! Katzen trinken von Natur aus wenig - ihren Wasserbedarf decken sie fast ausschließlich durch das Fleisch - also Finger weg vom Trockenfutter! Milch käst im Magen und ist als Flüssigfutter, nicht als Getränk zu betrachten! Eine Katze, die von Jugend an diese natürliche Nahrung bekommt, wird selten krank. Eine Katze in späteren Jahren umzustellen, was häufig schwierig ist, lohnt sich allemal. Bitte versuchen Sie nicht, eine Katze vegetarisch zu ernähren, das ist fast unmöglich, denn im Gegensatz zum Hund, den Sie ohne weiteres vegetarisch ernähren können, braucht eine Katze Fleisch als Protein und Taurinquelle.

Viele meiner Tierbesitzer sind Vegetarier und haben mit meiner Hilfe ihre Hunde umgestellt oder gleich so aufgezogen. Die Gesundheit dieser Tiere ist ausgezeichnet. Bei einigen Hunden mit chronischen Hautkrankheiten, die mit Fleisch gefüttert wurden, sah ich mich gezwungen, das Fleisch aus dem Futterplan zu streichen - warum? Nun, es ist inzwischen das am meisten belastete Nahrungsmittel. Im übrigen nehmen Katzen und Hunde gerne die Essensgewohnheiten ihrer Besitzer an. Leben Sie vegetarisch, wird es auch für Ihren Hund kein Problem sein. Auch hier gilt die alte Regel: "Wie der Herr, so der Hund!"

Wenn Sie Ihren Hund auf fleischloses Futter umstellen wollen, machen Sie das langsam. Füttern Sie nur noch ein- bis zweimal wöchentlich Fleisch und geben Sie an den anderen Tagen vegetarische Mahlzeiten. Hunde entwickeln einen Spürsinn für gutes Obst und Gemüse. Manche fressen gerne Äpfel, aber selten Golden Delicious, eine überzüchtete Sorte, die von allen Sorten am wenigsten Eisen und Vitamin C enthält. So schlabbern sie zum Beispiel gerne die chlorophyllhaltige vergorene Brühe, die aus frisch kompostiertem Rasenschnitt läuft, da sie sehr vitaminreich ist. Sie fressen auch gerne rohes Gemüse, Kartoffeln, Karotten, Kohlrabi. Selbstgemachte vegetarische Biokekse und Gebäck sind eine willkommene Abwechslung für Ihr Tier und eine gute Hilfe für die Säuberung von Zähnen und Zahnfleisch.

Folgende Rezepte sind aus dem Buch von R. H. und S. H. Pitcairn entnommen: *"Dein Hund - Gesund auf natürliche Weise"*, Pietsch Verlag Stuttgart, (vergriffen).

Iyves liebste Kekse

2 Tassen Vollweizenmehl, 1/2 Tasse Roggen- oder Buchweizenmehl, 1/2 Tasse Bierhefe, 1 Tasse Bulgur (gerösteter, zerstoßener Weizen), 1/2 Tasse Maismehl, 1/4 Tasse gehackte Petersilie, 1/4 Tasse Trockenmilch, 1 Teelöffel Trockenhefe, 1/4 Tasse warmes Wasser, 1 Tasse Brühe, 1 Ei - mit 1 Eßlöffel Milch geschlagen (Glasur). Mehl, Bierhefe, Bulgur, Petersilie und Trockenmilch in eine große Schüssel geben. Trockenhefe und warmes Wasser in eine kleine Schüssel geben und gut durchrühren, bis die Hefe aufgelöst ist. Hühner- oder Gemüsebrühe in die Trockenzutaten einrühren und gut mit den Händen durchkneten, bis der Teig sehr steif ist. Bei Bedarf noch etwas Wasser oder Brühe zufügen. Teig auf einer mit Mehl bestäubten Unterlage ausrollen. Mit einem Messer in gewünschte Formen schneiden. Kekse auf ein Backblech legen und leicht mit Eiglasur bestreichen. 45 Minuten bei 150 Grad backen. Backofen abschalten und Kekse über Nacht im Ofen trocknen lassen. Ergibt etwa 6 - 7 Dutzend Kekse.

Knusper

2 l Wasser, 2 Tassen Vollkorngetreide (Hafermehl, Hirse, geschroteter Weizen, Gerste oder Mais oder eine Mischung aus allem), 1 Tasse Sojaschrot, 1 Tasse Kleie, 1 Eßlöffel Meersalz, 3/4 Tasse Milchpulver entrahmt, 1/2 Tasse Weizenkeime, 1/2 Tasse Nährhefe, 2 Eßlöffel Luzernenpulver, 1 Eßlöffel Kelppulver, 1 Eßlöffel Knochenmehl oder 2 Eßlöffel Dicalciumphosphat (Apotheke, Drogerie), 1/2 Tasse kaltgepreßtes Öl, 1 Teelöffel Lebertran, 400 I.E. Vitamin E.
Getreide, Sojaschrot und Salz langsam in zwei Liter köchelndes Wasser einrühren, zudecken und 15 Minuten kochen lassen, bis es gar ist. Bei Bedarf mehr Wasser zugeben. Etwas abkühlen lassen. Restliche Zutaten unter schnellem und sorgfältigem Umrühren zufügen. Dünn auf einem Backblech ausbreiten. Im Backofen bei 65 - 95 Grad knusprig werden lassen. In Stücke brechen. Geben Sie noch etwas zusätzliches Eiweiß in Form von Fleisch, Tofu, Eiern oder Hüttenkäse zu, wenn Sie Ihren Hund regelmäßig damit füttern.

Kaninchen werden heute auch als Streicheltiere für Kinder gehalten und völlig unnatürlich ernährt. Füttern Sie diesen Tieren ab und zu Zweige von Laubbäumen (Birke, Buche, Weide und dergl.), nicht zuviel Salat, Kohl oder Gurke. Kaninchen brauchen Gras, Wiesengras mit allen Kräutern - keinen Zierrasen. Ähnliches gilt für die beliebten **Meerschweinchen.** Beide Tierarten leiden sehr, ebenso wie die **Wellensittiche** und **Kanarienvögel.** Diese Vögel verhungern oft vor vollen Näpfen, weil die Spurenelemente fehlen. Geben Sie diesen Kleintieren kein Leitungswasser, denn Spuren der zugesetzten "Mittel" im Leitungswasser ruinieren deren Gesundheit nachhaltig. Keimen Sie doch mal das Körnerfutter und geben Sie diese 3-5 Tage alten Keime in kleinen Portionen, oder säen Sie das Futter in Blumentöpfe (saubere Erde ohne Dünger) und bieten das Grünzeug zum Knabbern an. Schon diese kleinen Änderungen im Speiseplan verbessern die Gesundheit erheblich. Füttern Sie nicht zu reichlich - die meisten dieser Kleintiere gehen an Leberverfettung ein.

Soweit die Wegweiser zu einer gesünderen Ernährung. In Buchhandlungen gibt es inzwischen wieder Bücher, die nicht eine bestimmte Fertigfuttermarke hochjubeln, sondern Rezepte zur natürlichen Ernährung Ihres Tieres anbieten. - Fangen Sie an, Ihr Tier wird es Ihnen durch eine gute Gesundheit danken!

Beatrix Brück , Tier-HP, Große Brunnenstraße 17, 22763 Hamburg, Tel. 040-393211

Gesunde Hauskost für Katzen

Heute sind sich die meisten Menschen darüber bewußt, daß Dosennahrung ihrer Gesundheit abträglich ist. Die Aufklärung über eine gesunde Ernährung hat in der Bevölkerung viel Resonanz gefunden, und eine Werbung, die den Menschen einreden wollte, Obst, Gemüse oder Fleisch würden erst durch die komplizierten Konservierungsmethoden der Lebensmittelindustrie für den Menschen wertvoll, hätte heute keine Chance mehr. Ganz anders sehen die Marktchancen für Tierfutter in Dosen aus. Im Jahre 1981 betrug der Umsatz 2 Milliarden DM. Es ist der Futtermittelindustrie gelungen, den Menschen einzureden, sie wären nicht in der Lage, ihre Haustiere einfach und natürlich zu ernähren. Dabei wird nach dem gleichen Schema vorgegangen, mit dem versucht wurde, den Müttern glaubhaft zu machen, künstliche Säuglingsnahrung sei besser als Muttermilch. Das ganze Thema wird so kompliziert dargestellt, daß man es lieber der allwissenden Nahrungsmittelindustrie überlassen sollte.

Aber das Fleisch, das für Hunde- oder Katzenfutter verwendet wird, kommt in der Regel vom Abdecker. Es ist so hoch mit Schadstoffen belastet, daß es für den menschlichen Verzehr verboten wird. Die starke Zunahme von Krebs und degenerativen Erkrankungen bei Katzen hat zwei amerikanische Nonnen veranlaßt, eine eigene Firma zu gründen, um gesundes Katzenfutter anzubieten. Am besten ist es jedoch, den Katzen ihr Futter frisch zuzubereiten, ganz nebenbei spart man damit auch eine Menge Geld und verhindert unnötigen Konservenmüll.

Bei einem Katzenfuttertest im Jahre 1989 von der Zeitschrift "Chancen" enthielten 4 von 24 Proben PCB (Weichmacher für Plastik). Ferner wurden die bei uns verbotenen Insektenschutzmittel DDT und Methoxychlor sowie das Beizmittel Hexachlorbenzol (HCB) gefunden. Über den Umweg der sojaanbauenden Länder gelangen diese Gifte in den Konserven wieder zu uns, sogar Lindan wurde gefunden. Eine Fischdose enthielt 8mal mehr Lindan, als der Gesetzgeber erlaubt. Durch Dosen- und Trockenfutter sehen sich Tierhalter und -ärzte in zunehmendem Maße vor neue Probleme gestellt. An erster Stelle steht das Übergewicht, doch gleich danach kommen Nahrungsmittelallergien, die sich an der Haut und im Verdauungstrakt äußern. Die Rolle der Schadstoffe, Farb- und Konservierungsstoffe ist mittlerweile hinreichend bekannt, doch auch die "Nährstoffe", in der Hauptsache Knochen-, Fleisch-, Fisch- und Sojamehlkonzentrate, enthalten Allergene, und über die Rolle der Lockstoffe im Futter herrscht noch weitgehend Unklarheit. Da der Geruchssinn der Katzen im Gegensatz zum Geschmackssinn sehr gut ausgebildet ist, bedient sich die Nahrungsmittelindustrie hier der künstlichen Aromastoffe, wie zum Beispiel Brat-, Vanillin-, Fenchel-, Anis- und Pulveraromen wie Fleisch, Leber oder Kanin oder Pansensaft mit Buttersäure. Die Aromastoffe verfolgen den Zweck, ein Tier auf ein bestimmtes Futter zu prägen. Es entwickelt eine regelrechte Gier auf das Futter, da der natürliche Instinkt bezüglich der Sättigungsgrenze überdeckt wird. Außerdem bekommt es öfter Hunger und verlangt häufiger zu fressen. Schadstoffe und Allergene kumulieren im Körper und führen zu chronischen Krankheiten.

Um ein Tier von dieser Sucht zu befreien, hat sich das Fasten bewährt. Es hat außerdem den Vorteil, das Tier von den Giftstoffen zu entlasten. Nach ein oder zwei Tagen Fasten wird nur natürliche Nahrung angeboten, und irgendwann frißt das Tier mit großem Appetit wieder gesunde Kost. Katzen, die von klein auf nur natürliche Nahrung bekommen haben und kurzzeitig Dosenfutter fressen müssen, nehmen es zwar anfangs gerne an, aber nach einer Weile ekeln sie sich davor.

Wie sieht nun eine gesunde Kost für Katzen aus?

Katzen sollten ab dem 9. Lebensmonat ein bis zweimal täglich eine eiweißreiche Mahlzeit erhalten. Laktierende Katzen brauchen mindestens dreimal täglich eine Mahlzeit, heranwachsende Katzen bis zur 12. Woche bis zu fünfmal täglich. Katzen brauchen mehr Eiweiß als Hunde, weil ihr Organismus beim Beutefang nicht auf lange körperliche Belastung eingerichtet ist, sondern auf das blitzschnelle Packen der Beute. Diese Art des Jagens benötigt besonders viel Energie in Form von Eiweiß. Die natürliche Nahrung der Katze, die aus Mäusen, Vögeln etc. besteht, enthält 70% Wasser, 14% Eiweiß, 10% Fett, 5% Kohlehydrate und 1% Mineralstoffe.

Fleisch

Bei einseitiger Fleischernährung kommt es bei jungen Katzen zum Abbau von Knochengewebe; Wirbelsäulenverkrümmungen und Knochenbrüche können die Folgen sein. Diese Erscheinungen beruhen auf einem Mangel an Calcium und einem Überschuß an Phosphat. Das Mittel **Calcium phosphoricum** ist hilfreich bei der Bildung gesunden Knochengewebes. Es sollte über einen längeren Zeitraum in der D 6, zweimal täglich eine Tablette, gegeben werden.

Katzen dürfen kein rohes Schweinefleisch bekommen, da sie sich an der tödlich verlaufenden Aujeszkyschen Krankheit anstecken können. Auch rohes Geflügel sollte wegen der Salmonellose-Gefahr gemieden werden. Rohes Schweine- oder Schaffleisch kann auch Toxoplasmose-Erreger enthalten.

Katzen brauchen in ihrer Nahrung die schwefelhaltige Aminosäure Taurin und die Arachidonsäure, die beide nur im Fleisch vorkommen. Man hat beobachtet, daß Katzen, die fast ausschließlich vegetarisch ernährt wurden, als Folge des Taurin-mangels eine zentrale Netzhautdegeneration bekommen können und erblinden. Der Bedarf an Taurin scheint jedoch unserer Erfahrung nach unterschiedlich hoch zu sein. Er scheint tatsächlich vom individuellen Entwicklungsgrad bzw. von den Futtervorlieben der Katze abzuhängen, denn nicht alle Katzen fressen Fleisch und sind trotzdem gesund. Eine Katze, die sich ihr Futter selber erjagt, braucht in der Regel kaum zusätzliches Fleisch.

Der *Tauringehalt* beträgt in Muscheln 2000ppm, Rindfleisch 350ppm, Huhn 340ppm, Fisch 315ppm und Milch1-10ppm.

Wenn die Netzhautablösung schon längere Zeit besteht, so besteht wenig Hoff-nung, daß die Sehkraft wieder hergestellt werden kann. Aber selbst nach einem halben Jahr sind die Prognosen noch günstig. Dr. Norton gibt als wichtigstes Mittel bei Netzhautablösung **Gelsemium** an, ferner **Aurum.** (1)

Fett

Was die Fettzufuhr betrifft, so vertragen Katzen eine ganze Menge davon, bis zu 30g Fett am Tag. Sehr gerne mögen sie Butter, Sahne und Olivenöl. Linolsäurerei-che Öle, wie Sonnenblumen-, Weizenkeim- oder Maiskeimöl, führen häufig zu Durchfall. Auch übermäßige Mengen an Fischfett schaden den Katzen.

Leber

Die Katze hat einen vergleichsweise hohen Bedarf an Vitamin A, kann es aber aus seiner pflanzlichen Vorstufe, dem Beta-Karotin, nicht selbst herstellen. Zur Deckung des Vitamin A- Bedarfs sind einmal wöchentlich 100-150g Leber ausrei-chend. Man sollte jedoch auch nicht mehr füttern, da es bei einer täglichen Ration von 115g roher Leber für eine 4,5kg schwere Katze zu einer Vitamin-A-Vergiftung kommen kann. Durch Erhitzen gehen bis zu 30% des Vitamin A verloren.

Katzen, die auf rohe Leber mit Durchfällen reagieren, kann man mit **Arsenicum album** oder **Phosphor** behandeln.

29

Milch

Rohe Milch ist wegen ihres hohen Fettgehalts die beste Milch für Katzen. Bei manchen Katzen führt Milch aufgrund eines Laktasemangels zu Durchfall. Eine Milchunverträglichkeit läßt sich in vielen Fällen mit *Calcium carbonicum* gut angehen. Andernfalls muß eine genaue Anamnese erstellt werden. Auch bei geimpften Katzen kann Milch Allergien oder Durchfall auslösen. Hier ist das wichtigste Mittel *Sulfur,* aber auch *Calcium carbonicum* kann hilfreich sein.

Hefeflocken

Da Vitamin B1(Thiamin) durch Kochen zerstört wird, treten Mangelerscheinungen verhältnismäßig häufig auf. Sie beginnen unspezifisch mit Appetitlosigkeit und Gewichtsverlust; später kann es zu Erbrechen, Herzrhythmusstörungen, Krämpfen und sogar zum Tod führen. Manchem Fertigfutter wird Thiamin hinzugefügt, um die durch Erhitzen und Lagern entstandenen Verluste auszugleichen. Wenn man seinen Katzen das Futter selbst zubereitet, gibt man am besten einen halben bis einen Teelöffel Hefeflocken in das Futter. Das deckt ihren Tagesbedarf am Vitamin-B-Komplex, zudem enthält Hefe wichtige Mineralstoffe und hochwertiges Eiweiß. Bei Entzündungen der Mundschleimhaut, Herpes und anderen Virusinfektionen benötigt der Organismus mehr Vitamin B.

Eier

Bei der Verfütterung von rohem Eiklar in größeren Mengen kann es zu einem Biotinmangel kommen, der sich durch Haarausfall oder andere Fellveränderungen bemerkbar macht. Das im Eiklar enthaltene Protein Avidin bindet Bioton, so daß es vom Körper nicht mehr aufgenommen werden kann. Gekochte Eier oder rohes Eigelb verursachen keine Probleme.

Aufzucht mutterloser Jungtiere

Katzenmilch ist wesentlich fetthaltiger als Kuhmilch. Sie enthält pro 100 g 9,5 g Protein, 6,8 g Fett und 10 g Milchzucker. Für die Aufzucht mutterloser Jungtiere ist es daher empfehlenswert, die Milch mit etwas Sahne aufzuwerten. Man kann auch Tee oder Wasser (38° C) mit Sahne füttern oder Eigelb geben. (Im übrigen wird Katzenmilch, *Lac caninum ,* auch als homöopathisches Mittel verwendet. Es hat ein auffälliges Symptom, und zwar das Verlangen, Papier zu essen).

Neugeborene Katzen werden bis zur 8. Woche alle 2-3 Stunden gefüttert. Ab der 8. Woche fressen sie dann auch feste Nahrung. Die Ernährung der jungen Katze sollte von Anfang an möglichst abwechslungsreich gestaltet sein, damit die Katze später nicht auf ein bestimmtes Futter geprägt ist. Es eignen sich alle Milchprodukte, Gemüse (Kartoffeln, rote Beete etc.), Obst, Vollkornreis,

Vollkornspaghetti, Dinkelbrei (Dinkelmehl in Wasser kochen und Sahne oder Butter dazugeben). Die biologische Wertigkeit des Eiweißgehalts von Reis beträgt nur einen Punkt weniger als die von Rindfleisch (75:76). Kartoffeln haben eine biologische Wertigkeit von 71. Sie sind also dem Fleisch als Eiweißträger gleichgestellt. Solange die Katzen selber jagen, brauchen die meisten kein zusätzliches Fleisch. Das Bedürfnis nach Fleisch ist sehr unterschiedlich. Manche halten es nicht für nötig, sich dem Freßnapf überhaupt zu nähern, wenn sie kein Fleisch riechen. Etwas Fisch (frisch oder Ölsardinen etc.) unter das Fressen gemischt, wird sie zufriedenstellen.

Wichtig ist es, das Gemüse gut zu zerkleinern (Mixer, Gabel) und es mit Olivenöl und Hefeflocken zu verfeinern. Dadurch bekommen die Tiere ein gesundes, glänzendes Haarkleid.

Grasfressen

Katzen fressen gerne Gras. Wahrscheinlich brauchen sie es als Vitaminspender oder als Brechmittel, um sich der beim Putzen in den Magen gelangten Haare zu entledigen. Dies ist ein völlig normales Verhalten. Wenn Katzen jedoch zu häufig erbrechen, kann man ihnen mit *Ipecacuanha* helfen. Nach jedem Erbrechen wird eine Gabe in der C 30 oder C 200 verabreicht.

Katzen, die nur im Haus gehalten werden, sollte Grünzeug zur Verfügung gestellt werden. Man kann Getreide im Blumentopf aussäen, aber praktischer und schöner ist es, Zyperngras oder Grünlilien als Zimmerpflanzen hinzustellen.

Konservierungsstoffe

Auch wenn die Möglichkeit einer Vergiftung durch den Konservierungsstoff Benzoesäure (E 210-213) äußerst gering ist, so sei hier doch darauf hingewiesen, daß diese Säure im Körper der Katze kumulieren kann, bis ein Grenzwert erreicht wird, der zu Muskelzittern, Inkoordination, Blindheit und Tod führen kann.

Causticum und *Phosphor* sind die Mittel, die bei diesem Zustand eingesetzt werden können.

Ich wünsche Ihnen bei der Zubereitung des Futters für Ihre Katze viel Freude, Begeisterung und eine Fülle von neuen Ideen. Sie werden sehen, es ist viel angenehmer und praktischer, als Dosen- und Trockenfutter zu geben.

Carola Lage-Roy

Literaturhinweis:

(1) Norton, A. D. „Ophthalmic Diseases and Therapeutics" 1892, Reprint 1987, Jain Publishers „New Delhi".

(2) Dürr, Christa-M. „Ernährung und Diätetik" aus „Katzenkrankheiten, Klinik und Therapie". Hrsg. W. Kraft und U. M. Dürr, Verlag M. & H. Schaper, 1985, Hannover.

Vegetarische Katzen in der Caldera

Die Caldera Taburiente, ein Nationalpark auf der tief im Atlantik liegenden, fruchtbaren Insel La Palma, ist ein Erosionskrater mit 8 km Durchmesser und 20 km Außenumfang. Dort wachsen kanarische Fichten und Felspflanzen aller Art auf Lavakissen, Plutonfelsen und Basaltdecken. Der höchste und der niedrigste Punkt der Caldera liegen 2000 Meter auseinander. Hier gibt es Quellen und Wassergalerien, die sich zu Wasserfällen vereinen. An Steinwänden finden wir Petroglyphen, geheimnisvolle, unentschlüsselte Schriftzeichen der Ureinwohner, der Guanchen.

Durch zwei benachbarte Fincas - tropische Farmen - und nahe liegende Dörfer haben sich in der Caldera wild lebende Katzen angesiedelt, die sich von Pflanzen, Wurzeln und Waldfrüchten ernähren. Es sind also reine Vegetarier, da es dort keine Eidechsen, ein Lieblingsfressen der palmerischen Katzen, und kaum Erdgetier gibt, stattdessen nur Greifvögel, vor denen sich das Katzenvölkchen selbst in acht nehmen muß. So leben - einmalig in der Welt - auf der offenen Insel fleischfressende und in den Schluchten der Caldera vegetarische Katzen. Wir selbst haben dicht bei der Caldera nebeneinander zwei Katzen gefüttert, von denen die eine sich von der Fleischnahrung der Artgenossin gleichsam kopfschüttelnd zurückzog, während das fleischfressende Kätzchen voller Unverständnis das vegetarische Fressen der Genossin betrachtete.

Theo Stachels, Apartado 570, Santa Cruz de la Palma, Islas Canarias

Harngrieß bei Katern durch Trockenfutter

Felines urologisches Syndrom (FUS)

Trockenfutter für Katzen ist sehr beliebt, denn es bringt einige Vorteile für den Katzenhalter. Es riecht nicht, duftet manchmal sogar angenehm nach Kräutern, hält sich lange, man hat immer einen Vorrat im Haus, und die Katzen nehmen es noch an, selbst wenn es den ganzen Tag schon im Futternapf gelegen hat Nach Dosenfutter fangen manche Katzen an zu stinken, bei Umstellung auf Trockenfutter normalisiert sich der Geruch.

Trotz all dieser Vorteile für den Menschen lohnt sich das Verfüttern von Trockenfutter auf Dauer nicht, denn es wirkt sich sehr nachteilig auf die Gesundheit der Tiere, besonders auf den Nieren- und Blasenbereich, aus. Die Nierenschäden betreffen vor allem Kater, im besonderen die kastrierten, und sind wohl auf den hohen Magnesiumgehalt des Trockenfutters zurückzuführen. Der Magnesiumgehalt darf nicht über 0,08 mg auf 100 g Trockenfutter liegen.

Es gibt zum Beispiel zwei amerikanische Firmen, die Trockenfutter anbieten, das diese Bedingung erfüllt. Leider ist der Magnesiumgehalt nicht auf den Verpackungen angegeben, obwohl den Herstellern das Problem der Nierenschädigung bei Katern bekannt ist.

Besonders magnesiumhaltige Nahrungsmittel sind: Hülsenfrüchte, Soja (Hauptbestandteil vieler Dosenfutter), Haferflocken, Mais, Knäckebrot, Pumpernickl, Käse. Bei einer Katze, die regelmäßig Futter zur Verfügung hat und häufig frißt, bildet sich eher Harngrieß. Auch das sollte ein Grund sein, nur ein bis zweimal täglich zu füttern.

Katzen sind von Natur aus keine großen Trinker. Machen Sie einmal den Versuch und legen ein Stück Trockenfutter ins Wasser - es vergrößert sich fast um das Vierfache! Und nun stellen Sie sich diese Reaktion in den Gedärmen einer Katze vor, die wenig trinkt. Das Trockenfutter entzieht dem Körper der Katze Wasser. Die Folgen sind Urineindickung, Harngrieß, Harnsteine, Verstopfung der Harnwege, bis hin zu lebensbedrohlichen Zuständen durch Schrumpfnieren. Ich habe zweimal erlebt, wie unheilbar kranke Katzen, die nur mit Trockenfutter ernährt wurden, eingeschläfert werden mußten. Da die Ursache ihres schlechten Allgemeinzustandes unbekannt war, wurden sie obduziert. An Stelle der Nieren fand man winzigkleine, steinharte Klümpchen.

Fallbeschreibung

Ein kastrierter Kater war von klein auf ausschließlich mit Trockenfutter ernährt worden. Als er mit 9 Monaten den Besitzer wechselte, nahm er nicht einmal rohes Rindfleisch an, er fraß nur Trockenfutter. Langsam versuchte man ihn auf Dosenfutter einzustellen – doch ohne Erfolg. Nach einem dreiviertel Jahr setzte er kaum noch Urin ab und jammerte bei den wenigen Tropfen siruppartigen Urins furchtbar. Vor dem Urinabsetzen war er sehr unruhig, er fing auch an, in der Wohnung zu "markieren". Dies Verhalten ist für einen kastrierten Kater sehr ungewöhnlich. Es stellte sich aber heraus, daß er nur dann Urin spritzte, wenn er anscheinend Blasenbeschwerden hatte, und nicht, um zu markieren.

Er litt unter plötzlichem Harndrang, drehte sich dann im Kreis, konnte aber immer nur tröpfchenweise urinieren. Der Urin roch scharf und abgestanden und war dunkelgelb, von fast öliger oder siruppartiger Konsistenz. Es war unmöglich, Blase und Harnwege abzutasten. Schaumiger Speichel lief vor Schmerz aus dem Mund. Der sonst überanhängliche Kater wollte nicht mehr angefaßt werden. Wenn er keine Blasenkrämpfe hatte, machte er einen apathischen Eindruck.

Er bekam **Sabal serulata** C 30, ein Globuli in Wasser aufgelöst; nach einer halben Stunde konnte er etwas Urin lassen, nach jeder halbstündigen Wiederholung brachte er einen Tropfen mehr schleimigen, zuletzt blutigen Urin heraus.

Ich wechselte nun zu **Cantharis** C 200 und wiederholte viertelstündlich. Daraufhin konnte der Kater zwar mehr Urin absetzen, aber es bereitete ihm mehr Schmerzen, er zitterte, und sein Hinterteil verkrampfte sich so sehr, daß ihm der Speichel rauslief. Am Abend brachte er ca. drei Teelöffel Urin heraus und ging auch wieder zum Menschen. Man durfte ihm nur nicht über den Rücken streicheln und die Blasengegend berühren. Außerdem bekam er eigelb- bis erdfarbenen Durchfall. Anschließend knurrte er seine Genitalien und den After an und versuchte in den After zu beißen, als ob er Schmerzen hätte.

In solchen akuten, bedrohlichen Zuständen muß die Homöopathie schnell und überzeugend wirken. Ich weiß nicht, was passiert wäre, wenn ich zufällig zwei Tage nicht zuhause gewesen wäre und die Katzen den Nachbarn zur Fütterung mit Trockenfutter überlassen hätte?

Da beim Tier die subjektiven Symptome fehlen, ist es manchmal nicht so einfach, das richtige Mittel zu finden. Wenn man nach drei Gaben merkt, daß das Mittel nicht zieht, geht man zum nächsten über.

Nun gab ich ihm stündlich eine Gabe **Berberis** C 200. Daraufhin konnte er endlich häufiger Wasser lassen, wenn auch noch unter Schmerzen. Er bekam *Berberis* einmal täglich, zwei Wochen lang und gelegentlich eine Gabe *Cantharis* dazu. Danach waren die Beschwerden beim Urinabsetzen weg, aber Leber- und Nierengegend blieben noch berührungsempfindlich. *Berberis* wurde langsam ausgeschlichen, bis wir bei wöchentlichen Gaben landeten, die er noch einen Monat lang erhielt. Sehr wichtig bei der Behandlung war das radikale Weglassen des Trockenfutters während dieser Zeit.

Genau ein Jahr später flackerten dieselben Symptome in sehr abgeschwächter Form erneut auf. Der Kater erhielt wieder zwei Wochen lang einmal täglich *Berberis C 200,* und das Trockenfutter wurde ihm endgültig entzogen. Seit zwei Jahren hat er keine Harnwegsbeschwerden mehr gehabt.

Trinkverhalten bei Katzen

Katzen gelten allgemein als schlechte Trinker. Daß dahinter ganz andere Gründe liegen, möchte ich versuchen im folgenden zu erklären.

Ich hatte gelesen, daß Katzen in freier Wildbahn nie am selben Ort trinken, wo sie gefressen haben. Bisher hatte ich meinen Katern Freß- und Trinknapf gleich nebeneinander gestellt. Nun machte ich ein Experiment: Ich stellte überall in der Wohnung zusätzlich Wassernäpfe auf und beobachtete, wie die Katzen aus allen Näpfen tranken, nur nicht von dem neben dem Freßnapf.

Leitungswasser trinken Katzen nicht gerne, lieber mögen sie Regenwasser oder das belebte Wasser nach Grander. Manchmal lasse ich ihnen Wasser aus Wien mitbringen. (Wien hat das beste Wasser von Europas großen Städten, da es ungechlort ist.) Milch ist für Katzen Nahrung und kein Getränk, sie wird neben gewöhnlichem Futter getrunken. Man sollte allerdings niemals Milch zu Trockenfutter reichen. Die Schäden sind nicht sofort sichtbar, die Katze verträgt scheinbar diese Kombination, doch auf lange Sicht gesehen schrumpfen die Nieren.

Zufällig hörte ich in dieser Zeit, daß **Rauchquarz** ausgezeichnet bei Nieren- und Blasenproblemen helfen würde, und stellte einen Rauchquarz in den Trinknapf neben den Freßnapf. Der bereits erwähnte Kater erschrak sich erst sehr über das dunkle Ding in seinem Napf. Als er merkte, daß der Stein ihm nichts tat, versuchte er, mit ihm zu spielen. Doch dann erwies sich das Experiment als erfolgreich: Der Kater nahm das Wasser neben seinem Freßnapf an. Sobald ich den Stein aus dem Wasser entfernte, weigerte er sich zu trinken. Wurde der Stein wieder hineingelegt, dauerte es zwei bis drei Tage, bis er das Wasser wieder annahm. Bei dem Versuchstier lag eine trockenfutterbedingte Nierenschädigung vor.

Es bleibt weiter zu erforschen, wie sich durch Rauchquarz aufgewertetes Wasser für Menschen und Tiere mit Nieren- und Blasenbelastung auswirkt. Wir bitten Sie, uns Ihre Erfahrungen mit dieser Methode mitzuteilen.

Maja Boxhorn

35

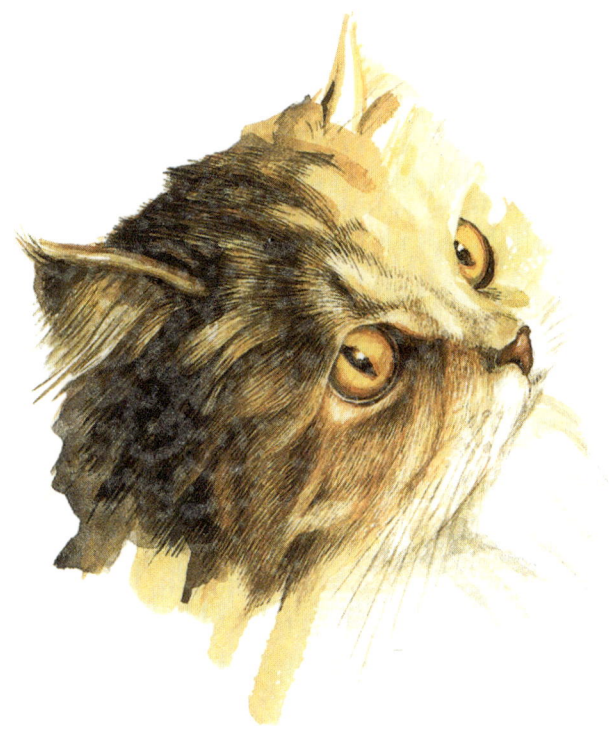

Verhaltensstörungen bei Katzen

Viele der sogenannten Verhaltensstörungen bei Katzen sind durch das fehlende Einfühlungsvermögen des Menschen oder durch mangelhaftes Wissen über die richtige Haltung von Katzen bedingt. Es ist daher notwendig, an dieser Stelle etwas näher auf das natürliche Verhalten der Katzen und einen artgerechten Umgang einzugehen.

Katzen sind eigentlich Einzelgänger und leben nicht, wie Hunde und Menschen, in Rudeln zusammen. Interessanterweise ändert sich bei den Katzen gerade ihr soziales Gefüge und stellt die Tierverhaltensforscher vor Rätsel. Im Dschungel der Großstädte rotten sich streunende Katzen zu Banden zusammen, um zu überleben. Die italienische Verhaltensforscherin Eugenia Natoli spricht von einer Verhaltens- revolution der Katzen. Bisher war eine soziale Struktur mit hierarchischer Ord- nung, gemeinsamer Aufzucht der Jungtiere, Ammendienst, Krankenversorgung etc. nur bei den Löwen bekannt. Katzen wissen sich an ihr soziales Umfeld bestens anzupassen. Auch sie übernehmen genauso wie Hunde Verhaltensweisen ihrer Besitzer. Sie behalten jedoch immer ihren Stolz, ihren freien Willen und lassen sich nicht so versklaven wie der Hund. Im alten Ägypten wurden Katzen als heilig verehrt, im Mittelalter als Hexenbegleiter und Kindsmörder verdammt.

Eine Katze umgibt immer ein geheimnisvolles Flair. Es ist, als würden sie uns milde zu verstehen geben: „Wir gewähren Euch die Gnade unserer Gegenwart." Das widerspricht ganz der oftmals unterwürfigen Haltung des Hundes.

Katzen werden auch heilende Kräfte zugeschrieben. Ein Katzenfell im Nacken soll rheumatische Schmerzen lindern. Mit der Heilkraft bestimmter Teile von toten Tieren wird jedoch meist grober Mißbrauch getrieben. Wieviel mehr Kraft und Liebe vermag ein lebendes Tier zu geben! Die Gegenwart einer Katze wirkt sich heilsam auf die Familie aus. Eine Katze spiegelt oft die Situation in einer Familie wieder. Ist die Familie wenig kontaktfreudig, so geht auch die Katze bei Besuchern auf Distanz.

Katzen können auch Konflikte zwischen Familienmitgliedern nachleben und so zur Bewußtwerdung und Heilung beitragen. Sie können auch mithelfen, Spannungen in einer Familie abzutragen. Manchmal geht das jedoch über ihre Kräfte, und sie erkranken selbst.

Obwohl Katzen große Individualisten sind, können sie doch, solange sie keine abschreckenden Erfahrungen machen, gut mit dem Menschen oder auch anderen Tierrassen zusammenleben, indem sie diese einfach als Mitkatzen behandeln. Deshalb ist es auch möglich, Jungkatzen bezüglich ihres Sozialverhaltens auf den Menschen zu prägen. Der Kontakt zwischen Katzen und Menschen wird viel enger und freundschaftlicher, als er es zwischen zwei Katzen je werden kann. (2)

Katzen brauchen die liebevolle Hand des Menschen, das ist für sie wichtiger als das Futter. Leyhausen hat beobachtet, daß Katzen, die man aus Versuchsgründen ein oder zwei Tage hungern ließ, erst stürmisch den Pfleger begrüßten, bevor sie sich dem Futter zuwandten. „Nur selten macht eine Katze selbst bei guter Fütterung einen wirklich sauberen, gepflegten und gesunden Eindruck, wenn sich der Besitzer gar nicht um sie kümmert." (2)

Im Umgang mit Katzen sollten weder Druck noch Zwang ausgeübt werden. Diese "Erziehungsmaßnahmen" haben sich ohnehin bei keinem Lebewesen bewährt und gehören der Vergangenheit an. Wenn man versucht, eine Katze unter Druck zu setzen, womöglich noch zu bestrafen, wird man genau die entgegengesetzte Reaktion bekommen, die man sich erhofft hatte. Der Mensch sollte alles unterlassen, was bei der Katze Angst und Abwehrstimmung hervorruft, und sich das Anschlußbedürfnis sowie den kindlichen Spieltrieb der Katze zunutze machen.

Bei manchen Katzen bekommt das Spielen eine aggressive Tendenz. Wenn der Besitzer selber versteckte Aggressionen hat, wird ihm diese Art des Spielens anfangs vielleicht sehr entgegenkommen. Durch die verstärkte menschliche

Zuwendung wird die Katze ermutigt, ihren Aggressionstrieb immer mehr zu entwickeln, bis es dem Menschen zuviel wird und er sie bestraft. Die Katze läßt sich das nicht gefallen, wird renitent und fängt an, die Wohnung zu beschmutzen. Vielleicht benutzt sie ihr Katzenklo nicht mehr, stattdessen das Wohnzimmer, oder sie schleppt ihre Beute in die Wohnung und zerfleddert sie dort. Für diesen Zustand ist **Staphisagria** ein hilfreiches Mittel.

Wehren Sie also den Anfängen und hören Sie einfach auf zu spielen, sobald die Katze ihre Krallen zeigt. Statt mit der Wasserpistole auf sie zu schießen, wie es noch in alten Büchern empfohlen wird, sprechen Sie einfach in einem ruhigen, liebevollen, aber bestimmten Ton mit ihr. Die schlimmste "Strafe" besteht darin, ihr die Aufmerksamkeit zu entziehen und den Kontakt abzubrechen oder der Katze leicht ins Gesicht zu pusten. Katzen verstehen überhaupt sehr gut, wenn man mit ihnen redet. Manchmal versuchen sie schon, einen zu provozieren. Verhält man sich jedoch weiterhin liebevoll, entzieht man ihnen die Möglichkeit, aggressiv zu werden.

Eine weitere Form der Aggressivität kann entstehen, wenn man die kritische Distanz zum Tier überschreitet. Hauskatzen sind zwar in der Regel zahm, doch unter bestimmtem Umständen, zum Beispiel bei Müttern mit Jungen, kann die Fluchtreaktion, die sich auch durch Wehrreaktionen äußern kann, wieder aktiviert werden. Hauskatzen werden oft durch unsachgemäßes Verhalten des Menschen zur Flucht getrieben. Durch Nachlaufen würde man die Katze dazu antreiben, die Fluchtdistanz zu erhöhen. Am besten ist es, man unternimmt hier nichts, denn dann begibt sich die Katze in Deckung und verharrt dort einige Zeit. Wenn man nun die Katze wieder einfangen will, visiert man am besten einen Punkt neben ihr an, so daß die Katze die Annäherung nicht auf sich bezieht und in Deckung bleibt. Auf diese Weise kann man sie meist leicht ergreifen. Jetzt ist die Katze eher zum Angriff geneigt, als zu fliehen, da sich der Fänger innerhalb der kritischen Distanz befindet. (1)

Auch manche Erkrankungen können Aggressionen auslösen. Bei der Behandlung der Aggression ist es daher wichtig abzuklären, ob die Tiere von Flöhen befallen sind oder Tumore an den Fortpflanzungsorganen haben. Mit der Behandlung der Ursache verschwindet auch die Aggression.

Kämpfe unter Katern sind in einem gewissen Rahmen normal. Treten sie jedoch bei kastrierten Katern in einer Heftigkeit auf, die zu stärkeren Blessuren führt, kann man hier **Nux vomica** oder **Lycopodium** einsetzen.

Carola Lage-Roy

Literaturverzeichnis:

1. "Verhaltensgerechter Umgang mit Katzen" von Dr. H. Brunner aus *Katzenkrankheiten, Klinik und Therapie*. Herausgeber: W. Kraft, M. Dürr, 2. Auflage 1985, Verlag M. & H. Schaper, Hannover.

Die wichtigsten Konstitutionsmittel für Katzen und Hunde

Lycopodium - „Der eifersüchtige Macho"

Lycopodium-Tiere spielen sich wie Machos auf. Sie legen ein paschahaftes Verhalten an den Tag und vertreiben eifersüchtig alle Nebenbuhler aus ihrem Revier. Wenn man ihre Führungsrolle in Frage stellt oder wenn ihnen etwas nicht paßt, reagieren sie aggressiv. Sie vertragen keinen Widerspruch. Ihr Appetit ist ausgesprochen gut, fast zu gut. Gleich nachdem sie eine große Schüssel Futter leer gefressen haben, wollen sie schon wieder fressen. Sie lieben Süßes. Charakteristisch ist die Verschlimmerung von 16-20 Uhr.

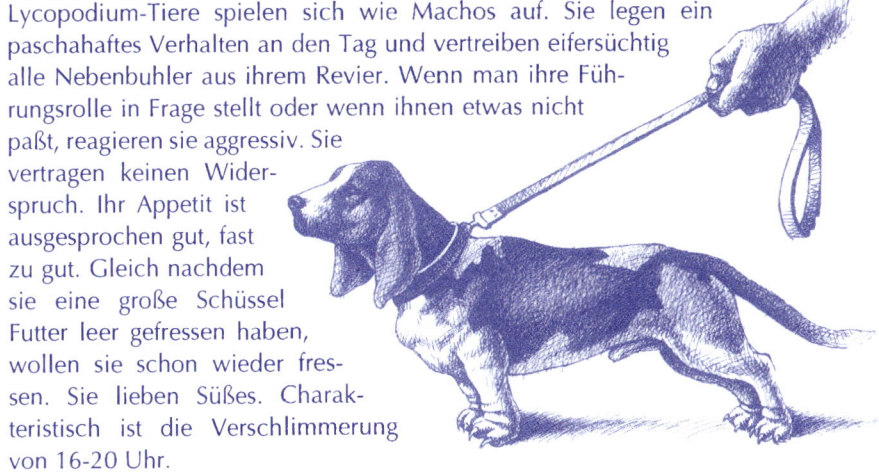

Der Anwendungsbereich von Lycopodium:
Hautkrankheiten, Blähungen, Durchfall, Nahrungsmittelunverträglichkeit, Nierenbeschwerden, Erkrankungen der Luftwege, Haarausfall und Aceton im Blut.

Calcium carbonicum - „Schlaffer Dickkopf"

Calcium carbonicum paßt eher zu den schwereren Rassen, sowohl für junge als auch für alte Tiere mit einem großen Kopf, kräftigem Knochenbau, aufgeblähtem Bauch. Die Muskeln, Gelenke und Bänder sind schwach. Die Welpenzeit verzögert sich bei diesen Tieren, auch der Zahnwechsel ist spät. Lange sind sie ungeschickt und tolpatschig. Vom Wesen her sind sie gutmütig, ruhig und liebebedürftig. Sie brauchen lange die Nähe der Mutter oder ersatzweise die des Menschen und lieben es, wie ein Baby behandelt zu werden: Sie lassen sich von Kindern herumtragen, anziehen oder im Kinderwagen spazierenfahren.

Lange Spaziergänge sind nichts für sie, lieber liegen sie faul im Haus herum und dösen vor sich hin. Überhaupt hängen sie sehr am Haus und fahren nicht gerne weg. Die Erziehung dieser Tiere gestaltet sich schwierig. Hier zeigt sich schon am großen Kopf ihre Neigung zu Quer- und Dickköpfigkeit. Sie können sehr störrisch werden, wenn man sie aus ihrem Phlegma reißen und zu körperlichen Aktivitäten anspornen möchte. Calcium-carbonicum-Tiere fressen gerne Eier und lieben Milch, vertragen diese jedoch schlecht (Durchfall), oder sie mögen überhaupt keine Milch.

Die Tiere haben ein auffälliges Verlangen nach unverdaulichen Dingen, wie Kreide oder Erde. Sie schlecken und lecken immer wieder an bestimmten Stellen, zum Beispiel an der Ofenplatte oder an den Wänden, um sich fehlende Mineralien zu holen.

Anwendungsbereich von Calcium carbonicum, wenn es vom Typ und den Symptomen her paßt:
Magen-Darm-Erkrankungen, Durchfall, Bandscheibenvorfall, Hüftdysplasie, Arthrose, Osteoporose, Osteochondrose, Rachitis und bei allen Hunderassen, die durch Qualzüchtungen zu Bewegungsstörungen neigen.
Dosierung: Calcium carbonicum zur Knochenregeneration und anderen örtlichen Beschwerden niedrig geben *(D 1 - D 12).* Als Konstitutionsmittel höher verabreichen, *C 30 - C 200* oder LM-Potenzen. In der Welpenzeit häufig wiederholen. Höhere Potenzen im Alter nicht wiederholen!

Calcium phosphoricum - „Zarter Unruhegeist"

Calcium phosphoricum ist ein Mittel für schlanke, schlaksige Jungtiere, mit fein geformten Köpfen, die zu schnell in die Höhe geschossen sind. Ihr Gesichtsausdruck ist lebhaft und interessiert. Sie haben genauso anfällige Knochen und Gelenke wie Calcium carbonicum, legen jedoch mehr Ausdauer an den Tag und sind Frühentwickler. Sie zeigen Freude an Spiel und Bewegung. Sie sind allerdings nicht sehr ausdauernd, weniger wegen der fehlenden Körperkräfte, als

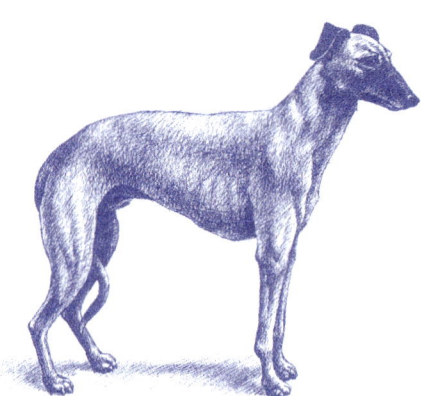

vielmehr wegen mangelnder Konzentrationsfähigkeit. Sie sind leichter zu erziehen als ihr Bruder Carbonicum, vergessen jedoch das Gelernte schnell wieder. Die Tiere mögen gerne gestreichelt werden und gehen mit jedem Fremden mit, der nett zu ihnen ist. Überhaupt laufen sie gerne von zuhause weg, wenn sie meinen, woanders mehr Liebe zu bekommen. Sie fressen gern Salziges, Fleisch, Geräuchertes und Speck. Die Tiere wehren sich gegen das Kämmen, die Haarwurzeln schmerzen.

Anwendungsbereich von Calcium phosphoricum:
Fördert die Kallusbildung nach Knochenbrüchen, besonders bei alten Tieren.
Für laktierende Hündinnen, deren Welpen nicht so recht gedeihen wollen, weil die
Milch nicht nahrhaft ist oder nicht schmeckt und von den Welpen abgelehnt wird.

Graphites - „Verfressener Faulpelz"

Die Graphites-Tiere sind mit vier "F's" schnell klassifiziert: fett, faul, verfroren und
gefräßig. Sie haben ständig Hunger, können das Futter aber schlecht verbrennen
und lagern es in Fettpolstern ab. Die Tiere sind gutmütig, aber sie wirken etwas
traurig, wie gedämpft, und reagieren daher nicht immer ausgesprochen freundlich.

Lieber möchten sie in Ruhe gelassen werden und Trübsal blasen. Spielen ist ihnen zu anstrengend, und vor kleineren Katzen ziehen sie sich ängstlich zurück. Katerkämpfe kommen für diese Typen nicht in Frage, da sie gar kein Interesse an Katzen zeigen. Kätzinnen neigen zu Unfruchtbarkeit.

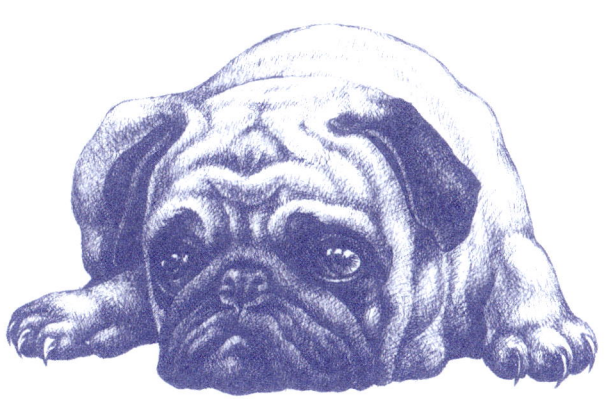

Anwendungsbereich von Graphites:
Hautausschläge mit bösartigen Absonderungen
Nässende Ekzeme mit Haarausfall
Chronische Verstopfung
Symmetrische Kahlheit mit Schwarzfärbung und Verdickung der Haut
Erkältungsneigung
Schwellung des Gesäuges
Deformierte Nägel
Tiefe Hautrisse (Rhagaden)
Wunden und Krankheiten heilen langsam

Ignatia - „Hysterisches Frauenzimmer"

Ignatia paßt vor allem zu weiblichen Tieren. Sie vertragen überhaupt keinen Tadel und verziehen sich gleich in ihr Körbchen oder werden zänkisch. Typisch für Ignatia ist die Widersprüchlichkeit der Symptome. Sie mag gerne allein sein, besonders nach Kummer, Strafe oder unterdrücktem Ärger, aber es ist auch ein Heimwehmittel. Es hilft den Jungtieren, die Trennung von der Mutter zu überwinden und sich im neuen Heim einzugewöhnen. Die Stimme des Ignatia-Tieres ist leise und zart. Ignatia-Hunde seufzen, bei Katzen findet man das seltener.

(siehe auch S. 50)

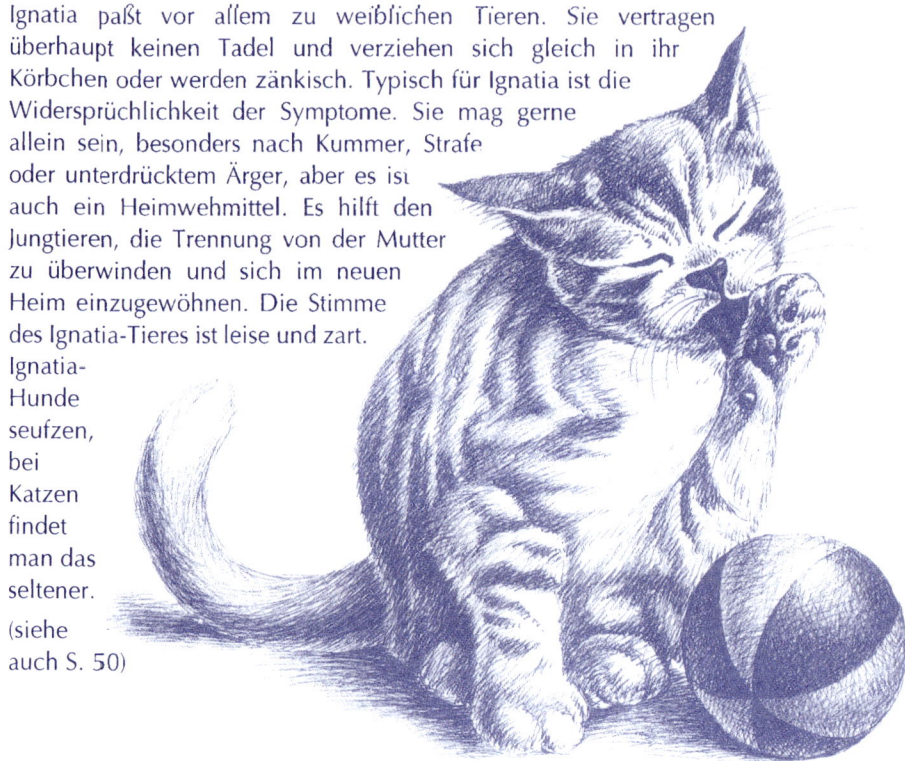

Anwendungsbereich von Ignatia:

Ignatia-Tiere können Tabakrauch nicht vertragen und erkranken zum Beispiel an Asthma.

Ignatia-Weibchen werden nicht so leicht rollig oder läufig.

Häufig tritt Scheinträchtigkeit mit einem Leckgranulom auf. Sie leckt und kratzt sich auch aus anderen psychischen Gründen bis hin zur Selbstverstümmelung.

Viele der Beschwerden sind nervös bedingt, zum Beispiel nervöser Husten oder Durchfall.

Widersprüchliche Symptome, zum Beispiel Gelenkentzündungen, die auf Druck nicht schmerzhaft sind. Für Tiere, die im sexuellen Verhalten zu sehr auf den Menschen oder auf eine Rasse geprägt sind, die überhaupt nicht zu ihnen paßt, wie: Dackel, Schäferhund.

Sulfur - „Selbstbewußter Putzmuffel"

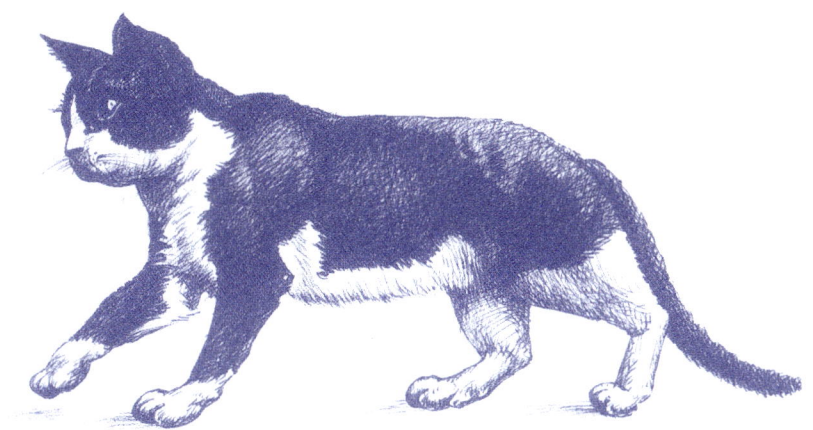

Die Sulfur-Typen sind wahre Frischluftfanatiker. Bei jedem Wind und Wetter wollen sie hinaus. An seinem schmutzigen, ungepflegten Fell erkennt man Sulfur sofort. Er liebt es, sich im Dreck zu wälzen, und schleppt Flöhe und Schmarotzer nach Hause. Er sieht sehr dreckig aus und geht dabei hocherhobenen Kopfes. Er strotzt nur so vor Selbstbewußtsein. Die Sulfur-Katze putzt sich nicht gerne und riecht schlecht. Sie ist nicht heikel, sondern ein Alles- und Vielfresser.

Sulfur-Tiere vertragen keine überheizten Räume. Hunde liegen gerne auf kalten Fußböden. Diese Tiere neigen zu Hauterkrankungen, deren Unterdrückung auf den Magen-Darm-Trakt oder die Atemwege schlägt. Typisch für Sulfur sind die Rötungen aller Körperöffnungen - Lidränder, Mund und After. Die Tiere fühlen sich wohler, wenn sie sich bewegen.

Anwendungsbereich von Sulfur:

Wenn Beschwerden nach Impfungen auftreten, wie zum Beispiel Charakter-veränderungen, Durchfall, Husten, kann Sulfur neben Thuja oder Silicea in Betracht gezogen werden.

Sulfur hilft, einen langwierigen Haarwechsel zu beschleunigen.

Bei Ungezieferbefall.

Folgen von unterdrückten Hautausschlägen und Antibiotika.

Heftiger Durchfall morgens, schaffen es nicht mehr, das Klo zu erreichen.

Im Krankheitsfall tut ihnen warmes Wasser oder Tee gut.

Pulsatilla - „Molliges Kuscheltier"

Pulsatilla ist häufig ein Mittel für weibliche Tiere oder Kater und Rüden mit weiblichem Wesen. Sie brauchen ihre Streicheleinheiten genauso wie Phosphor, sind aber nicht so fein gebaut und haben nicht so ein vollblütiges Temperament. Obwohl sie nicht viel fressen, sind sie meist etwas mollig. Sie haben in der Regel wenig Durst und trinken nur kleine Mengen. Im Freien halten sie sich lieber auf als im Zimmer. Pulsatilla-Tiere sind sehr anhäng-lich und liebebedürftig. Gerne schleichen sie sich auf den Schoß von Frau-chen. Es sind eher be-dächtige Tiere, die sich langsam bewegen. Nur in der äußersten Not kom-men sie richtig auf Trab.

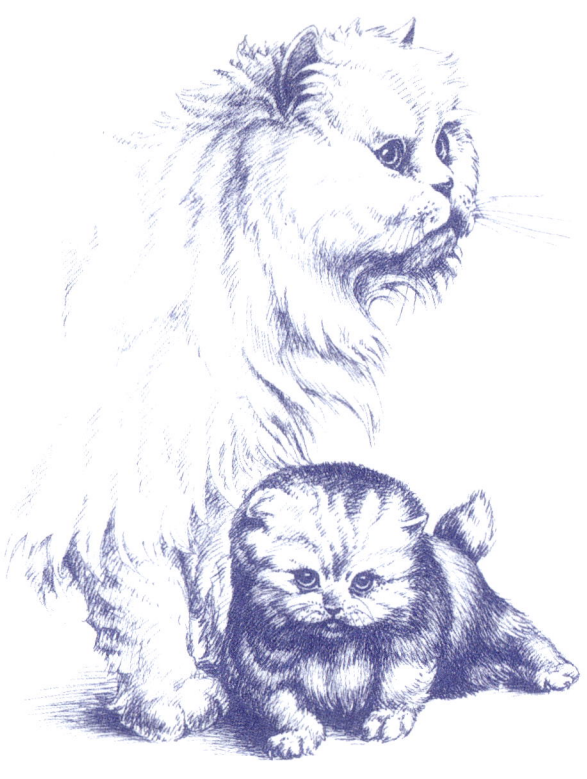

Im Sommer sondern die Augen häufig ein wäss-riges oder schleimiges Sekret ab. Alle Be-schwerden werden besser an der frischen Luft.

Das andere Geschlecht interessiert sie nicht son-derlich, manchmal haben sie direkt Angst davor, weshalb man mit ihnen schlecht züchten kann. Aber wenn sie trotz aller Schwierigkeiten einmal Mutter geworden sind, kümmern sie sich in rührender Weise um die Jungen. Nach der Sterilisation neigen sie zu unwillkürlichem Urinabgang. Hündinnen oder Welpen lassen vor Freude oder Angst Urin ab.

Anwendungsbereich von Pulsatilla:
Vor und nach der Geburt. Schnupfen, Augenentzündungen, Husten, Magen-beschwerden, Durchfall, Unfruchtbarkeit, Erkrankungen der Geschlechtsorgane, Blasenlähmung. Scheinträchtigkeit mit reichlicher Milchbildung.

Carola Lage-Roy

Dominanzaggression bei Hunden

Der Begriff Dominanzaggression ist bei Hundehaltern wenig gebräuchlich. Es kommt also kein Mensch in meine tierpsychologische Sprechstunde und sagt: „Ich leide unter der Dominanzaggression meines Hundes." Diese Verhaltensstörung des Hundes wird gewöhnlich folgendermaßen beschrieben: „Mein Hund läßt mich plötzlich nicht mehr ins Wohnzimmer. Er beansprucht das Sofa ausschließlich für sich. Er schmeißt die Gäste zu einer bestimmten Zeit mittels unermüdlichen Gebells aus der Wohnung, oder er läßt sich nicht bürsten." Werden die Hundehalter böse, dann knurrt und schnappt der Hund. Alle üblichen Behandlungsmethoden seien schon unternommen worden, Beruhigungsmittel und die Kastration hätten keinen Erfolg gezeigt. Auch die sechs Wochen in einer Hundeschule hätten nur vorübergehend Linderung verschafft. Wenn das Benehmen des Hundes sich nicht in Kürze ändere, dann bliebe nur noch das Einschläfern.

In seiner Verzweiflung neigt der Mensch immer wieder dazu, die Symptome zu bekämpfen, statt die Ursache zu behandeln. Um die Hintergründe dieses Verhaltens zu verstehen, müssen wir uns vor Augen halten, daß der Hund vom Wolf abstammt, und das schöne, romantische Bild von Lassie erst durch liebevollen Umgang mit dem Tier Wirklichkeit werden kann. Es liegt in unseren Händen, ob wir die positiven Anlagen dieser Geschöpfe durch Zuwendung und Verständnis zur *Entfaltung* bringen oder ob wir sie durch eine passive Beziehung und Vernachlässigung ins Negative umschlagen lassen.

Der Hund ordnet sich in unsere Familie ein, aber nur so lange, wie dieses "Rudel" von einem guten "Leithund" geführt wird. Zeigt der Führungsmensch, Mann oder Frau, Schwächen in den Augen des Hundes, so wird ein guter, charakterstarker Hund oder ebenso die Hündin immer versuchen, die Führung im Rudel zu übernehmen. Hunde brauchen feste Regeln. Wenn zum Beispiel heute etwas erlaubt ist, was morgen verboten wird, nutzen sie diese Schwäche aus. Das geschieht je nach Rasse und Temperament durch offene Auflehnung oder durch Verweigern. Und dann beginnt der Mensch sich zu beklagen: „Hector war doch bis jetzt immer so lieb, ich verstehe das nicht!" Und genau da liegt der kritische Punkt - der Mensch versteht den Hund nicht. Er respektiert seine Natur nicht, da er ihn nicht um seiner selbst willen hält, sondern oft genug, um emotionale Lücken auszufüllen. Wie anders ist es zu erklären, daß ein Eskimohund in einer Zwei-Zimmer-Stadtwohnung gehalten wird oder die Dogge im Wohnklo, der Dobermann im Penthouse!

Ich denke, ein großer Teil der Tiere verzweifelt still oder wird ganz einfach verrückt. Aber die wenigen Hunde, die noch einen Teil ihrer Ursprünglichkeit bewahrt haben, versuchen wieder die Führung zu übernehmen, weil sie die nicht artgerechte Führung des Menschen nicht akzeptieren können.

Darf Hector die ganze Woche zu Frauchen ins Bett und fliegt raus, wenn Herrchen am Wochenende erscheint, so wird er logischerweise mit Eintritt der Geschlechtsreife den Nebenbuhler angreifen.

Hier muß der Mensch sein Verhalten ändern. Mittels bestimmter Techniken kann der Hund wieder seinen Platz in der Rangordnung des Rudels einnehmen. Dieser Bereich ist so umfangreich, daß man mit wenigen Worten keine Ratschläge geben kann. Betroffenen Menschen empfehle ich daher die Lektüre der unten aufgeführten Bücher.

Unterstützend kommen bei der Behandlung der Dominanzaggression *Platina, Aurum, Belladonna, Hyoscyamus, Phosphorus* und oft *Ignatia* oder *Nux vomica*, alle in der Potenz *C 200*, zum Zuge.

Beatrix Brück

Literaturempfehlungen:

Linda Tellington-Jones und Sybil Taylor
Der neue Weg im Umgang mit Tieren
Franckh-Kosmos Verlag, 1993

Dr. Dorit Feddersen-Petersen
Hunde und ihre Menschen
Franckh-Kosmos Verlag, 1992

Homöopathische Behandlung der Dominanzaggression bei Hunden

Im folgenden werden die eben empfohlenen Mittel zur Behandlung der Dominanzaggression bei Hunden näher erläutert.

Da gerade der Hund in starkem Maße durch das Verhalten seines Besitzers geprägt wird, verbergen sich, wenn Mensch und Tier schon eine Zeitlang zusammenleben, sehr häufig hinter sogenannten Fehlverhalten der Tiere die verschiedenartigsten Probleme der Besitzer. Unter diesem Aspekt möchten wir ein Mittel, und zwar Platina, zuerst so darstellen, wie es sich beim Menschen zeigt, und dann das Arzneimittelbild, das sich durch Prüfungen an gesunden Menschen herauskristallisiert hat, auf das Verhalten des Tieres übertragen.

Platina - „Die hochnäsige Aristokratin"

Platina ist ein **willensstarker Mensch,** der Angst hat, den geliebten Menschen zu verlieren. Er möchte seinen Geliebten am liebsten ständig unter Kontrolle haben und bewacht ihn mit Argusaugen. Gleichzeitig möchte er aber die Individualität des anderen wahren und respektieren. Um dabei aber seine Machtrolle nicht zu verlieren, muß er dirigie-

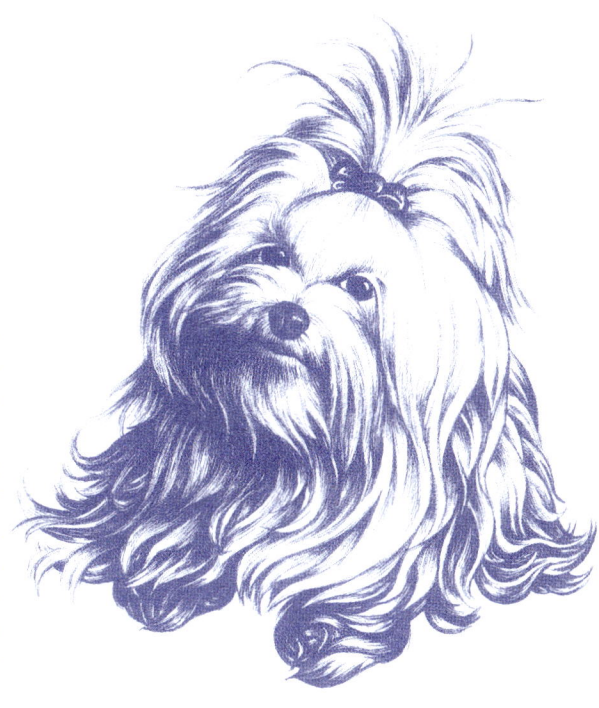

ren. Er erkundigt sich zum Beispiel nach den Bedürfnissen des anderen, um ihm etwas Liebes zu tun. Im Grunde genommen verbirgt sich bei Platina hinter all diesen Liebesbeweisen reine Selbstliebe.

Beim Platina-Typ ist der sexuelle Bereich sehr dominant, und hier kommt sein Wesen deutlich zum Tragen. Er stürzt sich so aufdringlich auf seinen Partner, daß diesem keine Gelegenheit zum Rückzug gelassen wird oder er durch diese überstarke Triebkraft angesteckt wird.

Das Eingehen auf sein Gegenüber sieht bei Platina in diesem Fall so aus, daß Platina bereit ist, auf alles in einer sexuellen Beziehung einzugehen, was dem anderen gefallen könnte. Dies muß aber nicht den echten Bedürfnissen des Partners entsprechen, sondern oft sind es versteckte eigene Wünsche. So sieht man bei Platina alle möglichen sexuellen Perversionen.

Hündinnen, die Platina brauchen, wirken wie feine Damen. Ein Hundekenner spürt gleich, im Grunde genommen ist *sie* die Herrin des Hauses. Für den Hausbesitzer ist es eine große Ehre, so ein feines und edles Tier beherbergen zu dürfen. Es sind auffallend schöne Tiere. Ihr Verhalten strahlt eine königliche Würde aus, verlangt Ehrerbietung. Gerne ist man bereit, diesen Hunden jeden Wunsch von den Augen abzulesen, sie müssen nicht darum betteln und winseln.

Wenn der Mensch es wagt, mit seinen eigenen Interessen die Bedürfnisse des Hundes zu durchkreuzen, kommt es zu offenen Konflikten. Der Hund gehorcht einfach nicht, was den Tierbesitzer in Verlegenheit bringt, und er läßt seine eigenen Wünsche lieber auf sich beruhen.

Wolter empfiehlt Platina besonders bei kastrierten Rüden, die durch ihr übersteigertes Imponiergehabe fast nicht mehr zu bändigen sind. „Durch die Behandlung mit Platina werden sie kavaliersmäßiger, wenn sie mit läufigen Hündinnen zusammenkommen, und sie folgen sogar, wenn sie zurückgerufen werden." Platina paßt auch für weibliche Tiere, besonders für Hündinnen, die häufig und lange läufig sind.

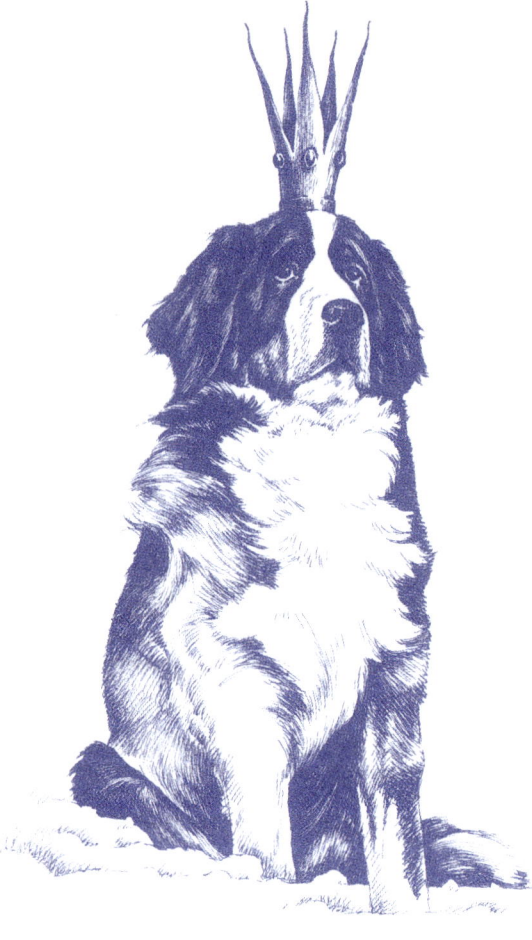

Belladonna - „Der quadratschädlige Herrscher"

Die Belladonna-Hunde sind groß, kräftig und freundlich. Eher scheinen sie ihre Besitzer zu beherrschen als umgekehrt. Sie sind umgängliche Typen, voller Energie und kennen meist keine Sekunde Ruhe. Sie brauchen einen großen Auslauf. Ihr Kopf ist groß und schwer; es geht kaum etwas anderes in diesen Quadratschädel als das, was sie selbst wollen. Sie sind jedoch so gutmütig und verspielt, daß man ihnen viel zu viel durchgehen läßt. Bis man den Fehler erkennt, ist es oftmals schon zu spät. Versucht man sie zum Gehorsam zu zwingen, beißen sie ohne Warnung. Auf diese Weise können sie auch für fremde Hunde oder Menschen gefährlich werden, aber nur, wenn sie Angst bekommen. Dann greifen sie blitzschnell an, nach dem Motto: "Angriff ist die beste Verteidigung".

Hyoscyamus - „Der eifersüchtige Einschmeichler"

Der Hund, der Hyoscyamus braucht, ist unsicher in der Beziehung zu seinem Herrn. Er hat Angst, nicht geliebt, sogar verlassen zu werden, und so geht er immer wieder unterwürfig schwanzwedelnd auf seinen Herrn zu. Wenn Argwohn ihn überfällt, versucht er, durch Unterwürfigkeit das Herz des Besitzers zurückzugewinnen. Wenn sein Herrchen einem anderen mehr Aufmerksamkeit schenkt, wird er böse. Rasend vor Eifersucht kläfft er seinen Nebenbuhler heftig an, so daß der andere die Flucht ergreift.

Phasenweise ist er sehr unruhig, besonders wenn ihn die Angst überwältigt.

Man sollte es tunlichst unterlassen, den Hyoscyamus-Hund zurechtzuweisen, wenn er einmal ausrastet. Er könnte es als Angriff auffassen und beißen. Diese Hunde schaffen es in ihrer unterwürfigen Art und Weise, sich Plätze zu erschmeicheln, die normalerweise dem Menschen vorbehalten sind, zum Beispiel das Bett von Frauchen. Wenn vielleicht nicht gleich im Bett, so wird man sie vor Mitleid doch wenigstens die ganze Nacht im Schlafzimmer dulden. Der Hyoscyamus-Hund hat nämlich große Angst, allein zu sein, er braucht die Anwesenheit des Menschen. Falls also Herrchen am Wochenende nach Hause kommt, könnte er mit Hector, wenn dieser ein Hyoscyamus-Typ ist, große Probleme bekommen.

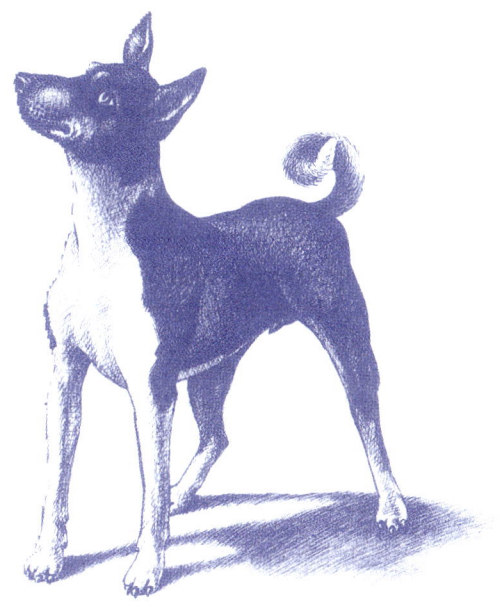

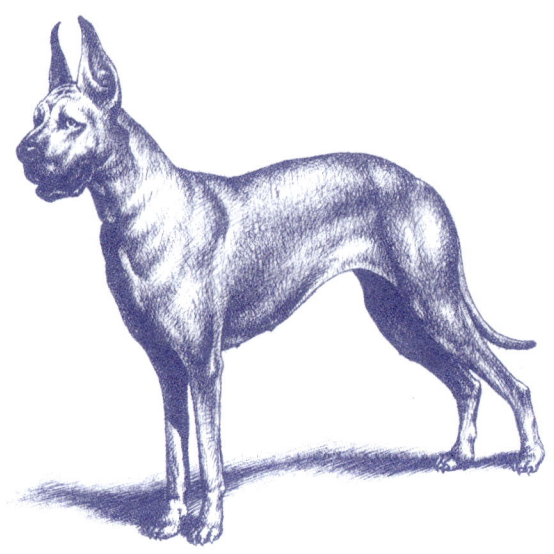

Ignatia - „Die hysterische Untröstliche"

Der Ignatia-Typ unter den Hunden ist sehr liebebedürftig, aber nicht in einer überschwenglichen Weise wie Phosphor, sondern eher ruhig. Er braucht nicht ständig die Aufmerksamkeit des Besitzers. Fehlt ihm jedoch eine liebevolle Atmosphäre und Behandlung, leidet er sehr darunter. Er sucht keinen Trost bei seinem Besitzer, sondern zieht sich zurück und verkriecht sich in seinem stillen Kummer.

Solange das Verhältnis zwischen Mensch und Tier ungestört ist, ist es sogar sehr angenehm, mit Ignatia zusammenzusein. Gibt es Unstimmigkeiten, so wird das Verhalten des Ignatia-Hundes unberechenbar. Man kann nie wissen, in welcher Weise Ignatia reagieren wird. Der Hund kann aus heiterem Himmel plötzlich sehr aggressiv werden. Die Probleme entstehen bei Ignatia meist daher, daß er keineswegs bereit ist, seine Liebe mit jemand anderem zu teilen. Wenn dazu Beschimpfungen oder Bestrafungen kommen, dann legt sich ein Schatten über das gute Verhältnis. So kann Ignatia plötzlich, gerade wenn Besuch da ist, laut und "hysterisch" jaulen.

Es ist wichtig, von Anfang an ein klares Verhältnis mit dem Ignatia-Hund zu haben, ihn nicht erst mit Liebe zu überschütten und ihm jeden Wunsch von den Augen abzulesen. Später wird so eine übertriebene Liebe zwangsläufig reduziert, und dann fangen die Probleme mit Ignatia an. (siehe auch S. 42)

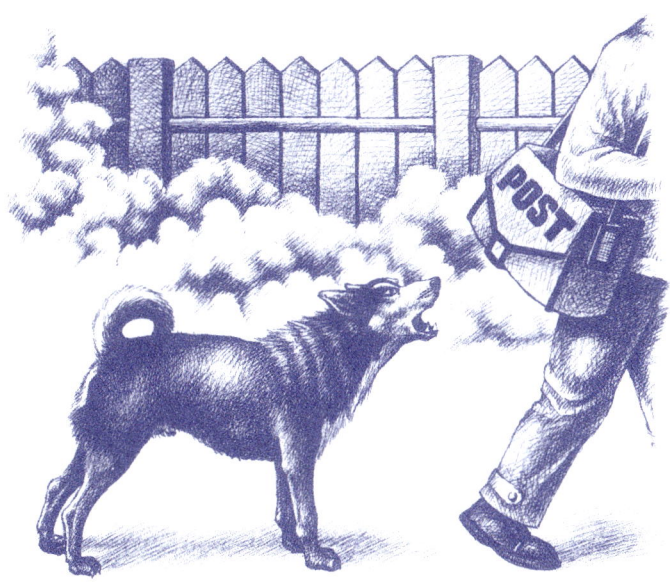

Nux vomica - „Der heimtückische Schwanzwedler"

Der Nux-vomica-Hund legt auch ein herrisches Verhalten an den Tag, aber es begrenzt sich im Gegensatz zum Platina-Hund auf seine gewohnte Umgebung. Er beherrscht den Tagesablauf seiner Besitzer, alles läuft so, wie "Herr" Nux vomica es gerne hätte. Sobald fremde Einflüsse, Besucher etc., auf ihn zukommen, wird er jedoch verunsichert und ängstlich. Er versucht zwar mit scheinbar freundlichem Schwanzwedeln fremde Besucher in Schach zu halten, sein Revier möchte er jedoch nicht aufgeben. Fühlt er sich dem Fremden überlegen, kann seine Bösartigkeit unvermutet ausbrechen.

Der Nux-vomica-Typ gehört zu der Kategorie von Hunden, die den Gast oder den Briefträger heimtücktisch von hinten anfallen. Auch auf der Straße schleichen sie sich an ihre Opfer von hinten heran.

Kläffende Hunde, die sich eine Rennstrecke entlang des Zauns ihres Revieres angelegt haben, gelten als typische Nux-vomica-Vertreter. Unermüdlich rasen sie laut kläffend am Zaun entlang und zeigen überdeutlich, wer auf diesem Territorium etwas zu sagen hat. Versucht man mit diesen Hunden Kontakt aufzunehmen, sieht man hinter der Aggression die nackte Angst in ihren Augen und ihrem ganzen Gebaren.

Aurum - „Der bösartige Haudegen"

Aurum ist der bösartige, streitsüchtige Typ, der um keinen Preis nachgibt. In seiner Gegenwart beschleicht den Menschen ein unsicheres Gefühl. Wenn er sich etwas in den Kopf gesetzt hat, ist er bereit, bis zum bitteren Ende dafür zu kämpfen, möglicherweise bis zum Tod.

Wenn Aurum-Hunde die geringste Gefahr wittern, greifen sie ohne Vorwarnung an, und zwar frontal, wohingegen Nux in derselben Situation vor Angst den Schwanz einzieht, bis der andere sich umdreht, und dann kommt der Blitzangriff aus dem Hinterhalt.

Der Aurum-Hund ist ein Vertreter der schweren Rassen, zum Beispiel *Boxer*. Auch den Hunderassen, denen man durch *Qualzüchtungen* hemmungsloses Töten angezüchtet hat, wie zum Beispiel *Dobermannpinscher* und *Pitchbull Terrier*, könnte man durch Aurum wieder zu einer Frohnatur verhelfen, wenn die Besitzer das wollen. Das wahre Wesen des Aurum-Geschöpfes ist sonnig und freundlich. Es erkennt nur einen Herrn an. Dieser entscheidet letztendlich darüber, ob sich aus dem Aurum-Hund der goldige Anteil entwickelt oder die Kehrseite der Medaille. Ob er von dem Hund profitiert oder durch ihn leidet, liegt in seinen Händen. Was man dem Aurum-Hund ein-mal beigebracht beziehungs-weise versäumt hat beizu-bringen, ist schwer wieder aus ihm herauszu-bringen. Angenommen, Ihr Hund darf mit Ihnen gemeinsam tafeln, so wird er sich not-falls, auch wenn Gäste da sind und Sie ei-gentlich mit ihren Gästen speisen möch-ten, dieses Vor-recht erkämpfen.

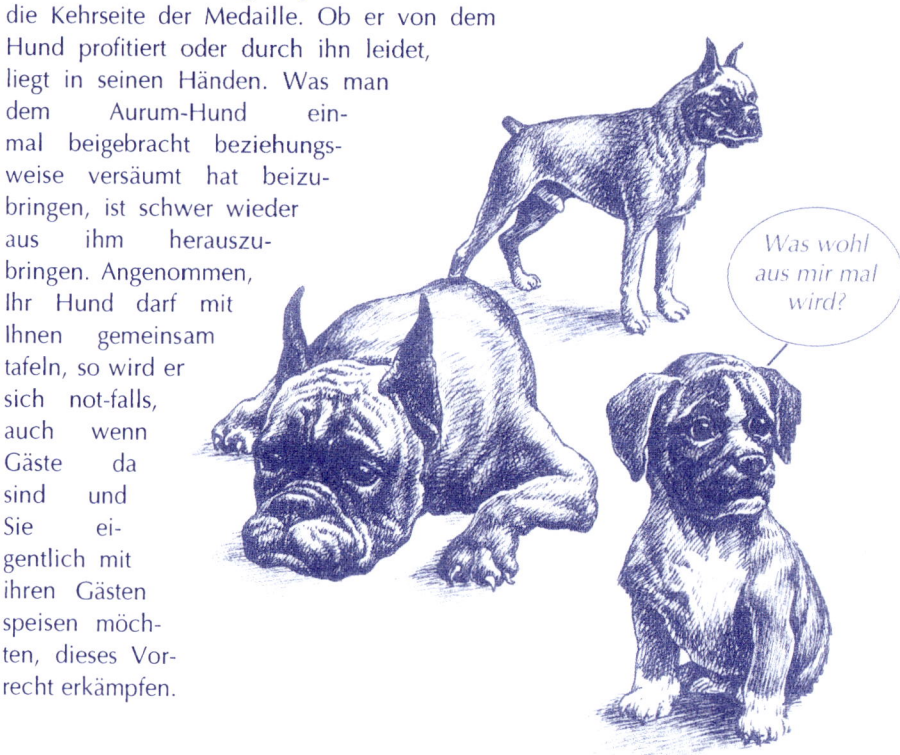

Was wohl aus mir mal wird?

52

Phosphor - „Die unbeherrschte Energiebombe"

Phosphor ist der quicklebendige, überschwengliche Typ unter den Hunden. Er beherrscht seinen Herrn durch seine scheinbar unerschöpfliche Energie. Er springt und hüpft ständig herum, jagt eingebildeten Dingen hinterher, schubst und knufft, um Aufmerksamkeit und Zuwendung zu erhalten. Der geringste Verzicht auf die gewohnten Streicheleinheiten ist für ihn unerträglich und kann ihn krank machen. Wenn Besuch da ist, muß er zwangsläufig die Aufmerksamkeit mit dem Gast teilen. Dann wird der Phosphor-Hund sehr eifersüchtig und versucht durch alle möglichen Tricks, die Aufmerksamkeit wieder auf sich zu ziehen. Kleinere Hunde schleichen sich auf den Schoß der Herrin und wollen unaufhörlich gestreichelt werden. Hört sie kurz auf zu streicheln, verleihen sie ihrer Forderung durch

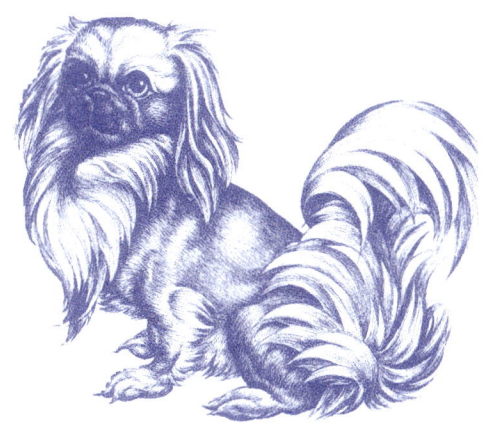

überfreundliches Abschlecken der ganzen Hand oder am liebsten des Gesichts vehement Ausdruck. Zwischendurch erwarten sie immer wieder einen Leckerbissen als Beweis der ungeteilten Liebe ihrer Herrin.

Während sich der Phosphor-Hund im trauten Heim eher von der verschmusten Seite zeigt, entwickelt er draußen sein ungestümes Temperament. Als echter Luftikus nimmt er jede noch so kleine Fährte auf, beschnüffelt jeden Hund ausgiebig. Er ist für einen Moment hier und im nächsten Moment ganz woanders. Interessiert ihn eine Fährte besonders, wird der Besitzer einfach mitgerissen. Ist das interessante Objekt weiter entfernt, stürmt er drauflos, und der Besitzer muß sehen, wie er auf den Beinen bleibt. Unaufmerksame Leinenhalter fliegen gelegentlich an der kurzen Leine auf die Nase

Die Aggressivität zeigt sich bei Phosphor mehr durch sein unbeherrschtes, ungestümes Wesen. Da er dabei so reizend und quirlig ist, ist man oftmals zu nachsichtig mit ihm und versäumt es bei Zeiten, ihm seine Grenzen zu zeigen. Dies führt zu Dominanzverhalten, was sich bei Phosphor durch viel Bellen ausdrücken kann. Die meisten Phosphor-Hunde sind von Natur aus zu gutmütig, um zu beißen.

Ravi Roy

Literaturnachweis: 1. Wolter, Hans: Kompendium der tierärztlichen Homöopathie. Enke-Verlag, 1989. Stuttgart, 2. Westerhuis, A.: Homöopathie für Hunde, Droemer-Knaur, 1991, München.

Flöhe -   Flöhe   - Flöhe -   Flöhe   - Flöhe -   Flöhe   - Flöhe -   Flöhe   - Flöhe -   Flöhe   - Flöhe -

„I gitt!" - ein Schrei hallt durch die Republik - „Flöhe!"

Nun hat es auch Ihren Haushalt erwischt. Die Katze kratzt sich, daß die Haare nur so fliegen, springt plötzlich auf und schaut Sie vorwurfsvoll an, als hätten Sie das Tier gepiekst.

Der Hund floht sich so genußvoll und ausgiebig unter prustenden Lauten, daß Sie beschließen, wenn nachher der Besuch kommt, ihn außer Sicht- und Hörweite unterzubringen. Morgen werden Sie den Flöhen zu Leibe rücken - aber wie? Und wen werden Sie fragen? Ihr Haushalt scheint der einzig Betroffene zu sein. Keiner redet über das Problem, doch ich versichere Ihnen, Sie sind damit nicht alleine. Ein Haushalt, der Hunde, Katzen, Pferde und anderes beherbergt, hat Flöhe, oder er hat den Giftstandard einer Sondermülldeponie erreicht. Doch auch da wären Flöhe anzutreffen. Da die chemische Keule schon bei dem Verdacht eines Flohbefalles geschwungen wird, haben sich inzwischen Flohstämme entwickelt, die genußvoll unter Flohhalsbändern siedeln und quer durchs antifloh gepuderte Haarkleid flitzen, aus dem sie, laut Herstellerangaben, tot herauspurzeln müßten.

Ihre Eier legen Flöhe mit Vorliebe auf den Schlafplätzen der Tiere ab. Kleiner als Stecknadelköpfe rieseln die Eier durch noch so winzigkleine Ritzen und Fugen, ebenso durch Gewebe oder Stoffe. Gut versteckt und für Sprays und Puder so gut wie unerreichbar, schlüpfen nach einigen Tagen daraus Larven, die nach einem Puppenstadium als neuer Floh zur Blutmahlzeit auf Hund und Katze springen. Das alleine wäre gar nicht so schlimm. Mensch und Tier beherbergen bekanntermaßen eine interessante Fauna auf ihrer Haut, wenn diese Flöhe nicht immer öfter einen schrecklich juckenden Hautausschlag durch ihren Speichel verursachen würden, meist im Rückenbereich des Tieres. Das betroffene Tier, Hund wie Katze, leidet schrecklich. Handtellergroße Hautbezirke werden von den Tieren wegen des Juckreizes bis auf das Fleisch aufgebissen und vereitern häufig.

Ich habe in der Praxis oft beobachten können, daß mit der Häufigkeit der Anwendung chemischer Antiflohmittel die Aggressivität der Flöhe und die allergische Reaktion der Haut gebissener Tiere zunehmen.

Das von Wildtieren praktizierte Verlassen der verseuchten Gebiete kommt für den Menschen selten in Frage. Halsbänder, Flohpuder oder -spray, Bäder gegen Flöhe aus den Giftküchen der chemischen Industrie verbieten sich von selbst, falls zum Haushalt Kinder gehören oder Sie mit dem Gedanken einer Familienvergrößerung spielen. Viele Mittel schädigen das Erbgut! Aber auch ohne Industrie kann es

54

dem heutigen Menschen mit natürlichen Mitteln wieder gelingen, was seinen Ahnen gelang, nämlich die Flohplage auf ein erträgliches Maß zu reduzieren.

Genug geredet, wir schreiten zur Tat! Als erstes werden die Wunden des Tieres mit Bilsenkrautöl, bei Katzen besser Johanniskraut- oder Calendulaöl beträufelt. Wenn diese abgeheilt sind, wird das Fell täglich mit einem Flohkamm gekämmt, und die Flöhe werden entfernt. Neubefall läßt sich ganz gut mit ätherischen Ölen verhindern, z.B. Lavendel, Minze, Zeder, Zitrone, Eukalyptus. Nehmen Sie 10 ml Bilsenkraut- bzw. Johanniskrautöl; geben Sie 5 - 20 Tropfen (5 bei Katzen, 20 bei großen Hunden) der oben erwähnten ätherischen Öle dazu, und von dieser Ölmischung reiben Sie 1 - 20 Tropfen in das Fell Ihres Tieres, vorwiegend Schwanzende, Schulterblätter, Bauch oder Innenschenkel. Bei Katzen besser nur zwischen die Schulterblätter. Je nach Bedarf 1x wöchentlich bis 1x täglich.

Innerlich verabreicht hilft Knoblauch gut, sofern Sie nicht vorhaben, homöopathisch zu behandeln. Knoblauch kann nämlich die Wirkung der homöopathischen Mittel genauso antidotieren wie Kaffee. Nehmen Sie aber ungedüngte Knollen, ebenso wie die anderen Zutaten, denn überdüngte Knoblauchzehen helfen nicht, und minderwertige schaden womöglich noch.

Den Knoblauch (1 - 6 Zehen, je nach Größe des Tieres) futtern die meisten Tiere gerne in Quark und Sahne, und die Flöhe, die sich am Geruch ihrer Beutetiere orientieren, springen ab.

Nachdem Sie den Hund - auch einige Katzen lassen sich baden - mit einer guten Olivenölseife gewaschen haben (in dem feinen Schaum ersticken die Flöhe), spülen Sie mit einer Meersalzlösung nach, das mindert den Juckreiz und verhindert Neubefall. Hilfreich ist auch, das Tier mit Holzasche zu bestäuben. Es hilft verblüffend gut, wenn auch das Fell etwas stumpf aussieht.

Soweit die Arbeit am Tier - nun zur Wohnung, denn ein Floh am Tier läßt auf mindestens zehn Flöhe in der Wohnung schließen. Ihr bester Verbündeter wird nun der Staubsauger. Flöhe verabscheuen ihn, denn er saugt hemmungslos ihre Eier und Larven, ja sogar die Flöhe selbst in sich auf. Gegen ihn lassen sich keine Resistenzen entwickeln. Durch Stoffe und Polster saugt er die Brut. Aber bitte entfernen Sie nach getaner Arbeit umgehend den Staubsaugerbeutel. Am besten frieren Sie ihn über Nacht in der Tiefkühltruhe ein (in Packpapier oder Plastikbeutel) oder verbrennen ihn, sonst schaffen Sie Flohnester in der Mülltonne, und die ausgehungerten Flöhe stürzen sich auf die Müllmänner.

Sollten Sie in einer wunderschönen Altbauwohnung wohnen, haben die Fußböden sicher viele Ritzen und Fugen im Parkett. Falls Sie diese wegen der Flöhe abdichten wollen, streuen Sie erst Kochsalz in die Fugen. Das können Sie auch an wenig begangenen Stellen ausstreuen, wie auf dem Dachboden, im Keller und Gästezimmer. Im Salz können sich keine Flöhe entwickeln. Im übrigen schaden ein bis drei

Flöhe Ihrem Tier nicht (es sei denn, es hat bereits eine Flohbißallergie), denn sie begleiten unsere Haustiere nun schon etliche Jahrhunderte.

Doch wie kommt nun der Mensch zu einem Bandwurm? Dazu müßten Sie einen Floh verspeisen. So können die Bandwurmeier, deren Zwischenwirt der Floh ist, sich nun in Ihnen zu einem Wurm auswachsen. Durch Stiche ist der Bandwurm nicht zu übertragen. Die Gefahr einer Übertragung ist wesentlich geringer, als die Industrie Ihnen weismachen möchte, denn in Ihrer Panik um die Gesundheit Ihrer Kinder und anderer Angehöriger greifen Sie natürlich zu den chemischen Keulen, gegen die die meisten Flöhe inzwischen resistent sind. Darum werden immer stärkere Mittel entwickelt, gegen die wir Menschen eventuell nicht mehr resistent sind.

Leichter ist es, Sie lassen gelegentlich etwas Kot von Mensch und Tier auf Bandwurmbefall untersuchen. Sie werden sich wundern, wie selten das vorkommt und wie leicht er zum Abwandern zu bringen ist (siehe Artikel Wurmbefall).

Es gibt noch eine Unmenge von Hausrezepten gegen die Flohplage. Diese hier haben sich bei mir als wirksam erwiesen. Ich würde mich aber sehr freuen, von Ihnen zu hören, wie und womit Sie diese Quälgeister im Zaume halten.

Beatrix Brück

Flohbefall beim Menschen

Es gibt Menschen, auf die sich die Flöhe förmlich stürzen, während andere stets von Flöhen verschont bleiben, selbst wenn es in ihrer Umgebung nur so wimmelt von diesen Weitsprungakrobaten.

Psorinum C 200 ist ein hervorragendes Heilmittel, das sowohl den qualvollen Juckreiz nimmt,(3 x täglich 3 Tropfen), als auch vor Flöhen schützt (1 x wöchentlich 3 Tropfen). Es ist besonders dann angezeigt, wenn der Juckreiz abends im Bett zunimmt und durch Kratzen noch schlimmer wird. Die Betroffenen können sich nicht mehr zurückhalten und kratzen sich blutig.

Flohbefall bei Tieren

Ein gutes vorbeugendes Mittel gegen Flohbefall ist *Sulfur C 200.* Jedes halbe Jahr werden 3 Globuli verabreicht.

Bei starkem Flohbefall muß gleichzeitig auch eine Wurmkur gemacht werden. *Psorinum C 200* oder manchmal auch *Pulex irritans C 200,* jeden 3. Tag 3 Globuli das aus dem potenziertem Floh gewonnen wird, wirken unterstützend und können die Flöhe vertreiben. Abwaschungen mit Essig sind auch hilfreich.

Carola Lage-Roy

Impfungen

Der Gesundheitszustand unserer Tiere, hier besonders der Hunde und Katzen, ist in den von mir überblickten 30 Jahren keinesfalls besser geworden, ganz im Gegenteil: Für immer mehr Krankheiten werden immer ausgefeiltere Operationen und Therapien angeboten. Es hat sich eine Intensivmedizin rund ums Tier entwickelt, die meiner Meinung nach nichts mehr mit Tierliebe zu tun hat. Statt die Tierbesitzer auf die absolute Notwendigkeit der artgerechten Haltung und Ernährung ihres Tieres hinzuweisen, wird ihnen in unverantwortlicher Weise vorgegaukelt, daß richtiges Fertigfutter und häufiges Impfen sie von jeglicher Verantwortung für die Gesunderhaltung ihres Tieres entbindet.

Besonders durch das teilweise jährliche, mindestens aber zweijährliche Impfen, glauben die Tierhalter den absoluten Schutz vor Krankheiten ihrer Tiere erkauft zu haben, und die Pharmaindustrie sowie die Tierärzte bestärken sie in diesem Glauben. Nicht einer der von mir in den letzten zehn Jahren befragten Tierbesitzer wurde von dem Tierarzt auf mögliche schädliche Folgen der Impfung hingewiesen. Als ich neulich einen befreundeten Tierarzt nach seiner Einstellung zum Impfen befragte, teilte er meine kritische Einstellung in fast allen Punkten, um dann ganz verzweifelt zu sagen: „Aber ich lebe doch vom Impfen!"

Genau das ist der Punkt. Kaum eine Tierarztpraxis scheint ohne das Impfen überleben zu können, das Tier aber könnte es ohne weiteres und würde gesünder bleiben. Ich möchte Ihnen hier erklären, warum das so ist.

Viren haben folgende Eigenart: Die ersten mit dem Virus infizierten Tiere oder Menschen erkranken relativ schwer. Mit jedem Durchgang durch einen Tierkörper aber schwächt sich das Virus selbst, und nachfolgend infizierte Tiere erkranken weniger dramatisch, bilden aber einen lebenslangen Schutz gegen die überstandene Infektion aus. Anders die Impfviren: Diese scheinen durch häufiges Impfen und durch Kombinationsimpfstoffe leicht zu mutieren und immer aggressivere Stämme zu bilden. Immer „bessere" Impfstoffe müssen hergestellt werden, und das geht nicht ohne Tierversuche! Die Antwort der Pharmaindustrie auf den immer schlechter werdenden Gesundheitszustand der Tiere, besonders der Hunde, ist die Empfehlung, immer früher und häufiger zu impfen. In einem Fachbuch (Praktikum der Hundeklinik) liest sich das dann so: „Alle 3 - 4 Wochen, ab der 6. bis zur 18. Woche mit Kombinationsvakzinen (Staupe, H.c.c., Leptospirose, Parvovirose) impfen (falls Welpen kein Kolostrum {Vormilch} erhielten, bereits ab 3. - 4. Woche) dazu in der 8. und 12. Woche monovalenten Parvoimpfstoff verabreichen." Bei Zwingern mit Parvoviroseproblemen wurde auch empfohlen, die Welpen im Alter von 6 - 7 Wochen 4x mit einem Totimpfstoff, nämlich in 1, 3 und 7 Tagen Abstand nach der Erstimpfung, zu vakzinieren... 1)

Bereits in den fünfziger Jahren warnte die englische Tierärztin und Kräuterheilkundige Juliette de Bairacli-Levy eindringlich vor den Folgen der Impfungen, besonders der Staupeimpfung, der es ja keinesfalls gelungen ist, das Versprechen der Pharmaindustrie einzulösen und die Hunde von dieser Geißel zu befreien! Vierzig Jahre später haben ihre Warnungen nichts an Aktualität verloren. „Wenn durch die Einspritzung von Staupeviren ein plötzlicher Angriff auf den unvorbereiteten Körper erfolgt, können sich katastrophale Folgen ergeben. Gehemmtes Wachstum oder im Gegenteil langbeiniger Bau, dauernder jämmerlicher Gesundheitszustand, Nervosität, starke Neigung zu Hysterie, Unfruchtbarkeit. Alle diese Erscheinungen wirken sich in der ganzen Lebenszeit der Tiere aus." 2)

Wenn ich mir so meine Patienten ansehe, kann ich nur sagen, es ist alles genauso eingetroffen. Doch scheint Frau de Bairacli-Levy nicht mehr die einzige Ruferin in der Wüste zu sein. Wieder aus England meldet sich der Tierarzt und Immunologe Pitcairn mit seinem 1986 erschienenen Buch zu Wort: „Auch auf die Gefahr hin, als Ketzer bezeichnet zu werden, muß ich doch darauf hinweisen, daß mit Schutzimpfungen ein paar Probleme verbunden sind, die jeder kennen sollte, der an einer holistischen (ganzheitlichen) Betrachtungsweise der Gesundheit interessiert ist. Zwei Dinge gilt es zu überlegen, und zwar erstens, daß Impfstoffe nicht immer wirken, und zweitens, daß sie langanhaltende gesundheitliche Störungen verursachen können. Außer manchmal wirkungslos zu sein, können Impfstoffe gelegentlich akute Erkrankungen oder chronische Probleme verursachen. Langfristige Wirkungen sind die schlimmere Möglichkeit. ... Schließlich kommt es in der Natur kaum vor, daß sich ein Tier wiederholt mit der Vielzahl von Krankheiten infiziert, gegen die es in der Regel geimpft wird. In der Natur ist das Tier möglicherweise häufig Erregern ausgesetzt, die auf normalem Wege in den Körper gelangen, aber nicht einer derart massiven Invasion über das Blut, wie es bei einer Impfung der Fall ist." 3)

Aus Amerika erreicht uns ein Artikel über Impfungen aus ganzheitlich-medizinischer Sicht, in der Zeitschrift für Ganzheitliche Tiermedizin, Heft 4, Dezember 1992. Die Zusammenfassung am Anfang des Artikels lautet: „Es hat sich gezeigt, daß Schutzimpfungen weniger wirkungsvoll sind, als allgemein angenommen wird. So wurde beobachtet, daß die Verbreitung gewisser Krankheiten bereits abnahm, bevor noch auf breiter Front gegen sie geimpft werden konnte. Impfstoffe verursachen häufig Langzeitschäden, einschließlich Immunosuppression und Autoimmunerkrankungen. Impfungen sollten, wenn überhaupt, nur einmalig durchgeführt werden. Homöopathische Mittel, speziell Nosoden, haben sich als sichere und wirkungsvolle Alternativen erwiesen." 4)

Wir werden nicht umhinkommen, zu einer artgerechten und natürlichen Aufzucht unserer Haustiere zurückzufinden. Ich rate verantwortungsbewußten Züchtern und Tierhaltern, sich an Homöopathen zu wenden, um mit deren Hilfe ein maßgeschneidertes Gesundungsprogramm für die speziellen Probleme des jeweiligen Tieres zu finden.

Da Impfungen beim Menschen zu Genveränderungen führen können, wie z. B. die Polioimpfung, kann man davon ausgehen, daß auch die nachfolgenden Generationen geimpfter Tiere und Menschen geschädigt werden. Auf diesem Gebiet müßte dringend mehr geforscht werden.

Beatrix Brück

Quellennachweis:

1) Niemand, Hans G.; Suter, Peter F. Praktikum der Hundeklinik, Hg. Peter Suter, 6. verb. überarb. Aufl., Berlin und Hamburg; Parey, 1989 - Seite 212

2) Juliette de Bairacli-Levy: Die Heilung der Hundestaupe und der Hartballen-Krankheit durch natürliche Methoden, Rüschlikon-Zürich; Müller, Seite 34, 35

3) R.H. und S. H. Pitcairn: Dein Hund - Gesund auf natürliche Weise, 1. Auflage, Stuttgart; Pietsch, 1986 - Seite 240, 241 (vergriffen. Keine Neuauflage)

4) S. J. Tobin: Schutzimpfungen aus Ganzheitlich-Medizinischer Sicht, Zeitschrift für Ganzheitliche Tiermedizin, (Dez. 1992), Seite 86

Die Nosode Distemperinum als Staupeprophylaxe

Ein Erfahrungsbericht

Das Einzugsgebiet meiner Praxis umfaßt im Westen eine "bessere Wohngegend", im Osten eine Gegend für weniger Begüterte. Ganz deutlich läßt sich auch am Gesundheitszustand der Hunde ihre Herkunft ablesen. Während östlich meiner Praxis häufig Staupe (respiratorische Form) auftritt, und zwar bei allopathisch geimpften gleichermaßen wie bei ungeimpften Hunden, sehe ich diese Erkrankung bei Hunden aus dem Westen äußerst selten. Dies ist umso bemerkenswerter, da die Tiere im Westen seltener geimpft werden. Zudem sorgen große Parks als Auslauf und artgerechtes Futter für eine stabilere Gesundheit.

Im Osten dagegen ist ein großes Vergnügungsviertel mit all seinen Begleiterscheinungen, wie Lärm, engen Straßen, fehlenden Grünflächen und überproportional vielen Hunden; kurzum, äußerst miserable Lebensbedingungen für Hunde - von anderen Lebewesen ganz zu schweigen. Diese Tiere sind häufiger geimpft, und doch stellen gerade sie die meisten Staupepatienten in meiner Praxis. Nach einer schrecklichen Staupeepidemie vor ca. elf Jahren, die allopathisch geimpfte und ungeimpfte Hunde gleichermaßen dahinraffte, waren die Menschen endlich bereit, andere Wege zu gehen, und einige vertrauten mir soweit, daß ich mit ihnen gemeinsam einen Plan zur Verbesserung der Gesundheit ihrer Tiere ausarbeiten konnte.

Als erstes stellte ich die Ernährung der Hunde auf Frischfleisch, Gemüse und Getreide um. Der tägliche Auslauf wurde an das Ufer des nahen Flusses - raus aus dem Amüsierviertel - verlegt. Fellpflege wurde selbstverständlich, um die Flohplage in den Griff zu bekommen. Dazu gab ich allen erwachsenen Tieren die Distemperinum-(Staupe)-Nosode C 30. In den ersten Jahren flackerte hier und da die Staupe auf, war aber, bis auf einen Fall, ohne Probleme zu beherrschen. Außerdem verleiht eine überstandene Staupe lebenslange Immunität!

Den Tierbesitzern fiel nach kurzer Zeit auf, daß die Gesundheit ihrer Tiere, besonders in der zweiten und dritten Generation der nosodengeimpften und artgerecht gefütterten Hunde, sich ungemein verbessert hatte. Waren sie früher wegen zahlreicher Unpäßlichkeiten häufig in Behandlung, sehe ich die Tiere heute nur noch zu Vorsorgeuntersuchungen oder zur Behandlung von Wunden. Ich überblicke einen Zeitraum von zehn Jahren und habe in dem so intensiv betreuten und nosodengeimpften Bestand seit fünf Jahren keinen Staupefall mehr gehabt - wohl aber häufig Hunde aus dem gleichen Bezirk mit sogenanntem vollen Impfstatus, bei denen nachweislich die Staupe ausgebrochen war.

Ich habe den Eindruck, daß durch die zahlreichen Impfungen das Immunsystem der Tiere lahmgelegt wird. Allopathisch geimpfte Tiere, bei denen die Krankheit, gegen die geimpft wurde, ausbricht, gehören zu meinen schwierigsten Patienten.

Aus meiner Erfahrung kann ich Ihnen nur empfehlen, Ihre Tiere mittels Nosoden zu schützen und im übrigen für eine möglichst naturnahe, artgerechte Haltung zu sorgen.

Mein Vorschlag zur Staupeprophylaxe

1. *Erwachsene Hunde:* 4 Wochen lang 2x wöchentlich 3 Tropfen **Distemperinum-Nosode C 30**

2. *Tragende Hündinnen:* 1 Gabe **Sulfur C 30**

3. *Jungtiere:* sofort nach der Geburt eine Gabe **Sulfur C 30**

4. *Hunde ab der 12ten Lebenswoche,* wenn sie über die Muttermilch nicht mehr mit Abwehrkörpern versorgt werden, 8 Wochen 2x wöchentlich Eine Dosis **Distemperinum C 30**. Nach 1 Jahr 4 Wochen 1 x 1 Dosis **Distemperinum C 30**. Das reicht für den Rest des Lebens.

5. *Während einer Staupeepidemie* wird den bisher homöopathisch nicht geschützten Hunden einmal wöchentlich eine Gabe **Distemperinum C 30** gegeben, solange die Epidemie grassiert.

Mit der entsprechenden Nosode läßt sich auch die gefürchtete Parvovirose (eine blutige Magen-Darm-Erkrankung) gut in den Griff bekommen. Suchen Sie sich ganzheitliche Behandler/innen für Ihr Tier - es lohnt sich!   *Beatrix Brück*

Die Behandlung der Staupe

In letzter Zeit werden mir immer mehr Hunde mit der bösartigen Form der Staupe vorgestellt. Die ersten Anzeichen einer Staupe - häufiges Niesen, leichte Mandelentzündung, Durchfall und Bindehautentzündung - werden weder von den Besitzern noch den Tierärzten als Staupe erkannt. Das Tier war ja geimpft, und demzufolge konnte es niemals an Staupe erkranken. Den Impfungen haben wir es aber zu verdanken, daß eine Staupe heute subakut verläuft und so häufig in einer oft unheilbaren Gehirnstaupe endet.

Werden mir nun Tiere im ersten Stadium einer Staupe mit obengenannten Symptomen vorgestellt, dann hat sich folgende Basistherapie seit Jahren bewährt.

Solange die Tiere Fieber haben, wird gefastet. Frisches Wasser steht ihnen ständig zur Verfügung. Die Tiere werden in einem ruhigen, warmen, aber gut durchlüfteten Raum untergebracht. Frische Luft ist sehr wichtig für die Lungen. Keine Zugluft! Die oft entzündeten Augen werden mit Augentrosttee (Euphrasia) ausgewaschen. Keinen Kamillentee verwenden, da er hier nicht angezeigt ist und die homöopathische Behandlung stören kann. Eventuell wird eine Euphrasia-Augensalbe hilfreich sein. Die Nasenlöcher sind oft verkrustet und sollten mit Olivenöl gesäubert werden. Das Maul wird mit einer milden Zitronensaftlösung ausgewaschen - vier Tropfen Zitronensaft auf eine Tasse Wasser. *Gute Pflege, Ruhe und Fasten sind im Anfangsstadium die halbe Heilung!*

Hunde kleinerer Rassen bekommen viermal täglich 250 mg Vitamin C (eventuell Kapseln), mittlere Rassen 500 mg und große Rassen 1000 mg. Falls Sie Ihren Hund nicht homöopathisch behandeln wollen oder können, geben Sie ihm dazu dreimal täglich 560 mg Knoblauchölmazerat (ein Fertigpräparat in Kapseln). Die Knoblauchdosis ist für alle Rassen gleich. 560 mg Knoblauchölmazerat entsprechen ca. 1,38 g Knoblauchzwiebeln, und die sind kaum pur zu verab-reichen. Eine homöopathische Behandlung würde der Knoblauch allerdings stören.

Feste Nahrung wird erst wieder angeboten, wenn die Temperatur einen Tag lang unter 39° war. Steigt die Temperatur an, wird sofort wieder gefastet. Hunde sehr kleiner Rassen sollten kleine Kügelchen aus festem Honig bekommen, da das Fasten bei ihnen schwere Stoffwechselstörungen hervorrufen kann. Die Menge eines halben Eßlöffels genügt.

Oft ist bei dieser Behandlung die Staupe in 8 - 10 Tagen ausgeheilt. Bitte messen Sie aber noch 14 Tage nach der Besserung zweimal täglich die Temperatur. Kündigt sich mit erhöhter Temperatur (39° und höher) ein Rückfall an, so ist dieser mit einer Doppelgabe **Sulfur** C 6 oft im Anfang zu stoppen.

Häufig aber werden die Tiere in einem späteren Stadium der Staupe vorgestellt. Meist beherrscht nun der eitrige Ausfluß aus den Augen, der Nase und häufig auch aus dem Maul das Bild. Würgender Husten läßt die Tiere oft nicht zur Ruhe kommen.

Zur Basistherapie kommen nun die jeweils angezeigten homöopathischen Mittel zum Zuge. Ist das Tier mit Antibiotika, Seren und dergleichen vorbehandelt, beginne ich die Therapie immer mit einer Gabe **Sulfur C 30.**

Oft haben mir folgende Mittel gute Dienste geleistet:

Mercurius solubilis C 3 - C 6

Speichel hängt in zähen Fäden aus dem Maul. Durchfall mit roten Tupfen, Augen hochrot entzündet.

Kalium bichromicum C 3 - C 6

Dicker gelber Eiter aus Mund und Nase, Husten mit Erbrechen. Auswurf mit blutigen Fäden durchzogen.

Phosphorus C 6

Der Atem geht schnell und ist offensichtlich schmerzhaft. Blutfäden durchziehen den aus dem Maul rinnenden Speichel. Wasser wird kurz nach der Aufnahme erbrochen. Das Tier sucht kalte Plätze auf, wie zum Beispiel: Küche, Bad, Pfützen oder Balkone!

Ipecacuanha C 3

Bei Erbrechen und gleichzeitigem schaumigen Durchfall.

Oft sind auch Mittel wie *Arsenicum album, Hydrastis canadensis* (D 1!), *Nux vomica* oder *Carbo vegetabilis* angezeigt.

Geht die Krankheit doch in das nervöse Stadium über (Gehirnhautentzündung), dann sind oft *Zincum valeriana* C 4 - C 6, *Bufo rana* C 6 oder *Crotalus horridus* C 3 angezeigt.

Ein abgedunkeltes Krankenzimmer unterstützt den Heilungsverlauf erheblich. Bitte führen Sie ein Tier in diesem Stadium nur an der Leine nach draußen, und das auch nur zur Erledigung seiner Geschäfte. Oft bleiben einige Zuckungen der Gliedmaßen oder des Kopfes ein Leben lang zurück, aber leider überleben die wenigsten Tiere eine Gehirnstaupe.

Die beste Prophylaxe ist keinesfalls die Impfung, sondern eine artgerechte

Ernährung, Haltung und Zucht unserer Hunde. Das haben viele Züchter/innen im In- und Ausland bewiesen. Sie stellten das Impfen ein, verbannten das Fertigfutter und kehrten zu natürlichen Aufzuchtmethoden zurück. Sie haben heute staupefreie Hundezuchten mit wenigen Würfen, aber kerngesunden Jungtieren. England hat hier eine Vorreiterrolle. Wenn wir es nicht schaffen, uns dem Glauben an die Allmacht der sogenannten Wissenschaft zu entziehen und die Verantwortung für die Gesundheit unserer Tiere wieder in die eigenen Hände zu nehmen, bleiben wir unmündige Opfer der Medizinmafia.

Beatrix Brück

Die Fortschritte der Medizin sind ungeheuer.
Man ist sich seines Todes
nicht mehr sicher.
Hanns Hermann Kersten

Bald wird die Anatomie ein riesiges Ersatzteillager sein.
Jean Rostard

Alle Tiere haben als dem Menschen gleichberechtigte
Geschöpfe Gottes und der Natur ein primäres Recht
auf Leben und auf eine artgerechte Behandlung.
1. These der Grundsatzerklärung der Tierschutzliga in Deutschland e.V.

Wer Tiere quält, ist unbeseelt,
und Gottes guter Geist ihm fehlt.
Mag noch so vornehm drein er schaun,
man sollte niemals ihm vertraun.

Die homöopathische Tollwutprophylaxe

Die Tollwutimpfung ist die am häufigsten durchgeführte Impfung bei Tieren. Diese Krankheit ist zwar sehr schrecklich, unterliegt jedoch wie jede andere Krankheit dem Ähnlichkeitsgesetz und ist damit durchaus heilbar. Darüberhinaus kann man ihr auch vorbeugen, genau wie jeder anderen übertragbaren Krankheit. Im Jahre 1833 prüfte Hering als erste Nosode in der Geschichte der Homöophatie die Tollwutnosode an gesunden Menschen. Er nannte sie Hydrophobinum. Die Prüfung brachte nicht nur die manischen Symptome der Tollwut heraus, sondern erwies sich auch als eine sehr wichtige Ergänzung unserer Materia Medica. Nach dem Ähnlichkeitsgesetz, vermag ein Mittel nicht nur die Krankheit, der sie am ähnlichsten ist zu heilen, sondern auch ihr vorzubeugen. Die beeindruckenden Erfolge Hahnemanns bei der Prophylaxe von Fleckfieber, Scharlach, Cholera schenkten Hering das felsenfeste Vertrauen, daß ebensolche Resultate bei der Tollwutprophylaxe erzielt werden könnten. Infolge dessen setzte Dr. Constantin Hering mit einwandfreiem Erfolg Hydrophobinum bei Tieren als Prophylaxe gegen Tollwut ein. Hering gab das Mittel Hydrophobinum, (heute hat sich mehr der Name Lyssinum durchgesetzt), nicht nur, wenn jemand von einen tollwütigen Hund gebissen wurde, sondern jedem Patienten, der irgendwann einmal von einem Hund gebissen worden war, auch wenn der Hundebiß bereits Jahrzehnte zurücklag.

Diese Verordnung hat sich auch in unserer Praxis als sehr heilsam erwiesen. Überdies habe ich in Indien die prophylaktische Wirkung von Lyssium gegen Tollwut bestätigen können.

Tollwutprophylaxe: *Lyssium C 1000* in der Doppelgabe: 3 - 5 Globuli, je nach Größe des Tieres, auf etwas Wasser, direkt ins Maul oder auf etwas Futter geben und nach fünf Minuten die Gabe wiederholen.

Was können Sie tun, wenn bereits geimpft wurde?

Sie können Lyssinum auch benutzen, um die schädliche Wirkung der schulmedizinischen Impfung aufzuheben. Diese Behandlung befreit das Tier nicht nur von der schädlichen Wirkung durch die Impfung, sondern stärkt sein Immunsystem wie bereits erwähnt spezifisch gegen die Krankheit.

Die Tollwutimpfung kann leichte tollwütige Symptome wie eine hohe Erregbarkeit, Rastlosigkeit und eine Neigung zuzuschnappen hervorrufen. Diese Neigung ist bei jedem Tier individuell verschieden ausgeprägt.

Zur Ausleitung, bzw Auflösung der herkömmlichen Impfung arbeiten wir jedoch nicht mit Einzelgaben in C- Potenzen, sondern mit LM-Potenzen.

● *Dosierung:* *Lyssinum* LM 30, bei sensiblen Tieren LM 60 - 120, alle drei Tage über einen Zeitraum von mindestens 6 Wochen bis das Tier ausgeglichen wirkt.

Wir würden uns freuen, wenn Sie uns Ihre Erfahrungen mit der Lyssinum Nosode mitteilen.

Ein interessanter Lyssinum - Fall

Eine Freundin erzählte uns von dem Schlafproblem ihres anderthalbjährigen Kindes. Durch die Homöopathie hatte sich zwar die Problematik deutlich gebessert, aber trotz der besten Bemühungen blieben die Nächte unruhig. Das Kind wurde immer quirliger und auch Aggressionen kamen raus, die früher nicht vorhanden gewesen waren. Aus diesem Grund kam uns der Gedanke *Lyssinum* zu geben. Als nächstes tauchte die Frage auf, ob sie schon einmal von einem Hund gebissen worden sei. Zu unserem Erstaunen sagte sie, da sie selber eine große Hundefreundin ist: „ Nicht nur einmal, sondern zum zweiten Mal wurde ich versehentlich von meinem Lieblingshund gebissen, weil sich ein anderer Hund unter meinem Rock verkrochen hatte, und das geschah kurz vor der Schwangerschaft". Damit war der Zusammenhang für uns sonnenklar, und er wurde durch die heilsame Wirkung von *Lyssinum* kurze Zeit später bestätigt. Schon nach der ersten Mittelgabe schlief das Kind zum ersten Mal in seinem Leben durch und daran änderte sich auch später nichts mehr.

Lyssinum nach Hundebiß

Die Tollwutnosode sollte, wie der obige Fall deutlich zeigt, nach jedem Hundebiß gegeben werden, auch wenn er nicht dramatisch war und scheinbar keine Folgen zurückblieben.

Leidet jemand nach einem Hundebiß unter einer Angst vor Hunden, so ist dies ein eindeutiges Zeichen für den Einsatz von *Lyssinum*.

Ravi Roy und Carola Lage-Roy

Quelle: Knerr, Calvin: Live of Hering, Jain Publishers New Delhi.

Verhinderung ungewollten Nachwuchses bei Hunden

In Familien, in denen ein Rüde und eine Hündin gehalten werden, wird mit großer Selbstverständlichkeit die Hündin kastriert (Entfernung der Eierstöcke). Ein Eingriff, der häufig Haarkleid-veränderung, Übergewicht, Wesensveränderung und (bei größeren Rassen ab 25 kg) Harntröpfeln mit sich bringt. Eine gesunde Hündin wird zweimal im Jahr läufig und kann während der sogenannten Stehtage, denn nur an diesen Tagen läßt sie eine Paarung zu, an der Leine geführt werden.

Die sich häufig anschließende Scheinträchtigkeit ist mit homöopathischen Mitteln ausgezeichnet zu korrigieren und keinesfalls ein Kastrationsgrund. Folgende Mittel kommen in Frage: *Ignatia, Pulsatilla, Urtica urens, Asa foetida* u. a. Ich bin in meiner Praxis dazu übergegangen, die Kastration des Rüden zu empfehlen. Dieser Eingriff führt äußerst selten zu Komplikationen und nie zu einer Wesensveränderung. Diese Rüden tragen einen Hinweis auf die Sterilisation am Halsband und werden so nicht gewaltsam von einer Hündin getrennt, falls es doch zum Deckakt kommt.

Dieser einfache Eingriff hat sich bestens bewährt. Es ist keinesfalls so, daß Rüden einmal gedeckt haben müssen, und Hündinnen nur glücklich werden, wenn sie geworfen haben. In einem Wolfsrudel – und unsere Hunde sind noch mehr Wolf, als wir wahrhaben wollen – pflanzen sich nur die ranghohen Tiere fort. Die anderen Mitglieder des Rudels ziehen die Jungtiere mit auf und nehmen keinesfalls körperlichen oder seelischen Schaden, wenn sie nie Junge bekommen; es entspricht einfach nicht ihrer Stellung im Rudel.

Wenn im Mensch-Hund-Rudel die Rangordnung geklärt ist, wird jeder Rüden-besitzer mit seinem Rüden auch an einer läufigen Hündin vorbeigehen können, ohne daß es bei dem Hund zu einem Blackout kommt oder sich der Rüde über Gebühr aufregt. Mit anderen Worten: Es ist eine Frage der Erziehung! Mit dem entsprechenden homöopathischen Mittel, zum Beispiel *Platina,* kann natürlich etwas nachgeholfen werden (siehe auch Behandlung der Dominanzaggression bei Hunden).

Viele Tierärzte und Rüdenbesitzer sind aber, in Verkennung der Sachlage, der Meinung, daß es den "armen" Rüden nicht zuzumuten sei, eine läufige Hündin zu ertragen, und sie kastrieren die Hündin. Eine Operation mit Folgen!

Ich bin mir sehr wohl darüber im klaren, an welchen "heiligen Grundsätzen" ich rüttele, wenn ich statt des gewohnten „Ausräumens" (Kastration) der Hündin das Durchtrennen der Samenstränge (Sterilisation) des Rüden empfehle. Ein winziger

Schnitt gegen eine große Operation oder die häufige Hormonspritze, die fast immer mit einer Gebärmutterentzündung endet. Aber diese Diskussion gibt es ja bei den Zweibeinern auch. *Beatrix Brück*

Begleittherapie bei Kastration und Sterilisation

Um Komplikationen nach einer Kastration oder Sterilisation vorzubeugen sowie eine rasche Wundheilung zu gewährleisten, empfiehlt es sich, das Tier mit homöopathischen Mitteln auf diese Operation vorzubereiten und es auch anschließend damit zu versorgen. Bei weiblichen Tieren ist eher die Kastration zu empfehlen, da es durch das Durchtrennen der Eileiter und dem Herunterrutschen der Eierstöcke zu einem Hängebauch kommen kann.

1. **Arnica** C 12-200 wird 1-2x täglich, 1-7 Tage vor der Operation gegeben, um den Organismus auf den Eingriff vorzubereiten. Der Operationsschock wird besser überwunden, Blutungen werden auf ein Minimum reduziert, und die Wundheilung wird beschleunigt.

2. **Staphisagria** C 12-200, 1-2x täglich für 3-7 Tage nach der Operation. Es ist besonders hilfreich bei der Heilung von Schnittwunden.

3. **Nux vomica** C 30-200 kann gegeben werden, wenn das Narkosemittel nicht vertragen wird und es zu heftigem Würgereiz mit erfolglosem Erbrechen kommt. Essen verschlimmert die Beschwerden.

4. **China** C 30-200 wird bei großem Blutverlust und nachfolgender Schwäche 2-3x täglich gegeben.

5. **Calendulasalbe** kann zusätzlich auf die Wunde aufgetragen werden. Sie sei hier nur der Vollständigkeit halber erwähnt, beim Einsatz der potenzierten Mittel ist sie eigentlich nicht mehr notwendig.

Am Operationstag sollen die Tiere nichts zu fressen bekommen, aber genügend zu trinken. Nach einer Operation werden alle Energien des Organismus für die Wundheilung benötigt, und die Ernährung läuft kurzfristig auf Sparflamme, d. h. der frisch Operierte hat in der Regel keinen Appetit. Nach Operationen werden jedoch appetitlose Tiere häufig zwangsernährt. Beobachtet man jedoch verletzte Tiere in der Natur, so stellt man fest, daß sie gut einige Tage ohne Trinken auskommen, selbst bei großem Blutverlust, und noch länger ohne Futter (siehe Seite 88). Verletzte Tiere haben einen gesunden Instinkt für das Heilsame. Vertrauen wir ihnen einfach! *Carola Lage-Roy*

Herr und Hund
Der Fall Chici

Unser Nachbar auf La Palma, ein penibel auf Ordnung bedachter Literat und Hausmann, besitzt einen kleinen, elfjährigen, palmerischen Hund namens Chici. Sein Rassename auf der Insel ist Ratero, weil diese Hunde eine besondere Begabung beim Rattenfang entwickelt haben. Als eigenwilliges, temperamentvolles Tier macht er gerne, entgegen dem Willen seines Herrn, weitschweifige Ausflüge auf der Insel. Eines Tages hatte er einen rezidivierenden Furunkel oder Abszeß am After, der sich immer dann einstellte, wenn er - angebunden - seinen Liebesdrang nach einer läufigen Hündin in der entfernteren Nachbarschaft hell jaulend verdrängen mußte. Deshalb trug er immer einen Plastikkragen um den Hals, damit er nicht leichtfertig an seiner Afterregion herumbeißen konnte.

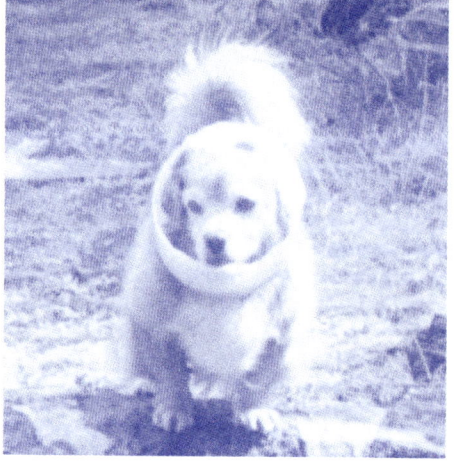

Meine Frau Margot half ihm zuerst mit *Hepar sulfuris,* aber der Bursche wurde danach wild und rabiat, wie es dem Arzneimittelbild von Hepar sulfuris entspricht und jagte unser junges Katerzwillingspärchen durch den Garten. Später half *Sulfur C 30,* das sie ihm aufgrund seiner unterdrückten Triebe gab.

Das zweite Mal war der Zustand hoch akut und besonders schlimm. Die Helferin Margot, der Chici ohnehin mehr gehorchte als seinem Herrn, behandelte ihn darum gleich mit *Sulfur C 200.*

Als wir zwei Tage später den Hundebesitzer fragten, wie es Chici ginge, sagte er etwas bedrückt: „Chici geht es gut. Aber jetzt habe ich das gleiche. - Ich bitte Sie herzlich, mich zu behandeln!"

Margot dachte an die Ordnungsliebe des Nachbarn und daran, daß er seinen Hund viel zu oft gegen dessen Willen gebadet und gebürstet hatte. So kam sie zunächst auf Arsen. Dann fiel ihr aber ein, daß unser Gegenüber, genauso wie sein Hund. Schwierigkeiten mit seiner Sexualität hatte. Obwohl verheiratet, hegte er eine heimliche Vorliebe für seinesgleichen. Zudem war er ein heimlicher Trinker und wies Gesichtsplethora (Röte) auf. Da wußte sie: *Sulfur C 200* ist auch hier angezeigt. Und siehe da, es half.

Hier fällt mir ein, daß unser Freund Dr. med. Edward C. Whitmont, Leiter des Jung-Institutes New York, Psychotherapeut und Homöopath, auf einer Tagung in Salzburg gefragt wurde: „Wie weit haben Sie Beobachtungen gemacht, daß Erkrankungen von Haustieren, die mit Menschen zusammenleben, durch diese Menschen induziert sind?"

Hier die Antwort von Whitmont:

„Ich würde sagen, mindestens 75 bis 80 % oder noch mehr der Krankheiten von Haustieren sind durch den Menschen bedingt. Mein Rat: Schauen Sie sich das Haustier an, und Sie bekommen ein Gefühl für die unbewußte Problematik des Besitzers." Dies ist auch unsere Beobachtung.

Theo Stachels, Apartado 570
Santa Cruz de la Palma
Islas Canarias

Hunde als Simile-Arznei des Menschen

Im nachfolgenden Beitrag äußert sich Herbert Fritsche auf humorvolle, hintersinnige Weise zu demselben Thema.

In seinen Tag- und Jahresheften des Jahres 1820 teilt Goethe mit, daß er in Karlsbad freundschaftlich mit zwei Adjutanten zusammengetroffen sei, die ihn beide, "von der Hahnemannschen Lehre durchdrungen", ausführlich mit dieser bekannt-machten. Goethe notierte, es gehe für ihn aus dem also vermittelten Einblick hervor, "daß wer auf sich selbst aufmerksam, einer angemessenen Diät nachlebt, bereits jener Methode sich unbewußt annähert". Damit sieht er, insbesondere wenn wir den Begriff "angemessene Diät" in goetheanischer Weite erfassen, tiefer, als es die Frühzeit der Homöopathie vermochte.

Zur seelischen Diät, die der Mensch sich unbewußt verordnet, gehört auch die Haustierwahl, was sich freilich am deutlichsten dort offenbart, wo das gleichsam psychisch schwammartigste Haustier, der Hund, gewählt wird. Der Hund ist mehr als jedes andere Haustier geeignet, zum Träger des Unbewußten seines Herren, zum Hersteller des psychischen Simile für diesen zu werden. Zunächst fällt auf, daß Hundefreunde bereits vom Rassischen her ihr Simile wählen. Der extreme Astheniker Friedrich der Große umgab sich mit Windhunden. Schopenhauers Pudel sahen ihm bis zur Lächerlichkeit physiognomisch ähnlich. Bismarck wählte als die ihm wichtigen Hunde jene deutschen Doggen, die geradezu sein Wappentier hätten sein können.

Sehen wir ab von der eklatanten Homöopathizität der Rassenwahl beim Problem Herr und Hund, so gibt es noch eine tiefergelegene Homöopathizität im gleichen Zusammenhange. Maria von Hornstein ergründete diese bei ihrer Tätigkeit als Hundepädagogin. Wenn Hunde bestimmte Unarten haben, die durch ihre Besitzer nicht zu korrigieren sind - etwa tage- und nächtelanges Herumtreiben, Beißereien mit Artgenossen, sexuelle Abwegigkeiten und dergleichen -, so erweist sich, daß diese Unarten gar nicht aus ihnen stammen, sondern sie sich damit zu ihrem Besitzer verhalten wie der Traum zum Träumer. Der Hund lebt als Simile das aus, was dem Besitzer "ähnlich sieht" und was er (allopathisch gleichsam) verhüllt oder verdrängt: Und damit ist der Hund ihm heilsam. Man denke nur an die hemmungslose Sexualität des Schnauzers, der einer alten Jungfer oder einer vernachlässigten Ehefrau gehört. Maria von Hornstein erlebte immer wieder, daß die Besitzer der Hunde, welche ihr zur Umerziehung gebracht wurden, ihre Lieblinge nach "geheilter" Rückgabe an sie sogleich wieder (un- oder halbbewußt) verdarben, weil sie sie so und nicht anders als "Pharmakon" brauchten: nur daß man hier sagen muß, *dem sozialen Alltagsbewußtsein des Besitzers scheint das "Pharmakon" (der Hund mit seinen Unsitten) "Gift" zu sein, dem Unbewußten eben dieses Menschen aber ist es "Simile-Arznei".*

Aus „Die Erhöhung der Schlange" v. Herbert Fritsche, Burgdorf Verlag, Göttingen. 1. Aufl. 1954 (mit freundl. Genehmigung)

Qualzüchtungen

Qualzüchtungen -„Nein, das kann ich nicht befürworten!" werden Sie sagen. „Ein unter qualvollen Umständen gezüchtetes Tier würde ich nicht kaufen, wenn ich das wüßte." Und doch gibt es so viele Tiere von qualgezüchteten Rassen - z. B. der Klein- und Mittelpudel, ein sehr beliebter Hund, einstmals eine intelligente Jagdhunderasse, bis sie in Mode kam.

Da zählte nicht mehr Gesundheit, Ausdauer und stabiler Knochenbau. Nein, klein und niedlich hatte er zu sein, die Fellfarbe sollte möglichst zu Frauchens Kleidung passen oder zum Sofa. Schäden am Tier repariert der Tierarzt, und wenn alles nicht hilft, nun ja - die Züchterin erwartet demnächst einen neuen Wurf.

Würden Sie einen Hund kaufen, dem die Veranlagung zu folgenden Krankheiten angezüchtet wurde: Diabetes, Epilepsie, angeborener grauer Star, Tagblindheit, Hämophilie A (Bluterkrankheit), Gaumenspalte, Perthes-Krankheit (eine Skeletterkrankung) und noch achtundzwanzig weitere Krankheiten?

Oder da ist die alte Dame, die mit ganzem Herzen an dem verzüchteten Tier hängt. Sie geht auf ihre alten Tage putzen, um die laufenden Behandlungskosten des Veterinärs zu zahlen. Niemand hat sie beim Kauf des geliebten Tieres auf die möglicherweise hohen Behandlungskosten hingewiesen, die beim Ausbruch nur einiger der achtundzwanzig angezüchteten Krankheitsanlagen auf sie zukommen könnten.

Es ist nicht nur der Pudel, dem der Mensch so übel mitspielt. Fast keine Hunderasse entkommt gesund der stylenden Hand des Menschen. Auch an Katzen werden nun dementsprechende Zuchtversuche unternommen.

Da werden die Anlagen zu Idiotie (Deutsch-Kurzhaar-Rüden), Hodentumoren, Leukämie (Boxer u. a.), Wasserkopf (Englische Bulldogge u. a.), Verengung der Luftröhre (Mops u. a.), Kieferklemme (Münsterländer u. a.) einfach weiterge-züchtet. Hauptsache, der Rassestandard stimmt, und der ist auf die Farbe des Fells und anderer Äußerlichkeiten, nicht aber auf Vitalität und Gesundheit gerichtet.

Zum Rassestandard der Bassets gehört das Ektropium: Dieses angezüchtete krank-hafte Auswärtsdrehen des unteren Lidrandes führt unweigerlich zu Bindehaut-entzündung und anderen Krankheiten, aber der Hund schaut so eben "treu". Auch der Bernhardiner schaut deshalb so treu ergeben.

Die bei manchen Rassen angezüchteten Schlappohren entzünden sich ständig, es fehlt Luft. Nun, auch da gibt es Operationen!

Sie meinen vielleicht, um den Deutschen Schäferhund wäre es doch sicher besser bestellt: Er hat die Veranlagung zu vierunddreißig rein organisch bedingten Krankheiten, und da sind nicht einmal die seelischen und nervlichen Ver-krüppelungen mitgezählt. Statt auf die Züchtung gesunder Hunde und Katzen - Pferden geht es keinesfalls besser - hinzuwirken, hat sich eine Medizinindustrie rund um das Tier entwickelt, die der „Krankheitsindustrie" rund um den Menschen in nichts nachsteht.

Hier nur eine kleine Auswahl der verschiedenen Diäten, die es für Hunde und Katzen fertig zu kaufen gibt:
Diät für: Nieren-, Herz-, Leber-, Diabetes-, Bauchspeicheldrüsenerkrankungen
Diät für: alte, junge, heranwachsende Katzen und Hunde
Diät für: Hunde, die viel laufen; Hunde, die wenig laufen; Katzen, die zu fett sind

Für immunschwache Hunderassen, die leider entstehen, wenn auf einen bestimm-ten modisch aktuellen Fellfarbton hingezüchtet wird, sucht ein Heer von Wissenschaftlern unter einem hohen Verbrauch von Versuchstieren ständig neue Medikamente. Ernsthaft wird empfohlen, die Vertreter großer und schwerer Rassen (Mustin, Dogge u. a.) ein bis eineinhalb Jahre nur an der Leine zu führen, weil es sonst zu Komplikationen im Wachstum kommen kann. Hier wird zu den körperlichen Schäden noch bewußt der seelische Schaden hinzugefügt.

Gut, Sie müssen ja keinen Rassehund erwerben, ein Mischling soll es sein. Nur so einfach geht die Rechnung oft nicht auf, denn zwei kaputte Rassen ergeben nun einmal keinen gesunden Mischling.

Ich bin der Überzeugung, daß wir Menschen die Tiere (besonders Hunde und Katzen) zur Befriedigung gewisser Bedürfnisse züchten, die uns im Umgang mit der eigenen Spezies abhanden gekommen sind.

Je radikaler die Hunde von der Urform Wolf weggezüchtet werden, desto gravierender werden die zu erwartenden Schäden sein. Wären wir wirklich eine tierliebende Nation, hätten wir weniger Hunde und Katzen in unseren Wohnungen eingesperrt, gäbe es mehr Naturschutzgebiete, in denen der Ahn aller Hunde, der Wolf, artgerecht leben dürfte, wäre die Wildkatze nicht ausgerottet. Aber diese von der Natur "durchgezüchteten" gesunden Tiere brauchen den Menschen nicht.

Warum vernichtet der Mensch wohl gesunde Tiere und züchtet solche, die ohne seine Hilfe elendig sterben würden? An diesen Züchtungen läßt sich gut verdienen, und so lange ganze Industriezweige am Elend der Tiere verdienen, wird sich nichts ändern.

Eine Veränderung ist nur möglich durch Aufklärung, Bewußtwerden und Abstandnehmen von diesen Quälereien. Dies sollte zu einer der Hauptaufgaben der Tierärzte und Tierschutzvereine werden.

Beatrix Brück, Tierheilpraktikerin
Große Brunnenstr. 17
22763 Hamburg, Tel. 040-393211

Wurmkrankheiten bei Menschen und Tieren

Hierbei handelt es sich um Krankheiten, die durch Wurmbefall bei Mensch und Tier entstehen.

Es gibt verschiedene Arten von Würmern, z.B. die Rundwürmer (Nematoden), wie Spul- und Madenwürmer, Hakenwürmer oder Trichinen und Plattwürmer, wie Bandwürmer oder Leberegel.

Manche Würmer sind sichtbar, andere, wie die Oxyuren (Madenwürmer), nicht unbedingt immer sicher an den Symptomen zu erkennen. Zur Abklärung muß eine Stuhluntersuchung erfolgen.

Bandwürmer

Der gemeine Bandwurm ist 2 - 3 m lang und besteht aus etwa 800 Gliedern, deren jüngstes Glied am stecknadelkopfgroßen Kopf des Bandwurmes gelegen ist. Manche Bandwurmarten können bis zu 10 m lang werden. Am Ende nehmen die Glieder an Breite und Länge zu. Mit dem Kopf haftet sich der Bandwurm an der Dünndarmwand fest. Der übrige Teil ragt, bisweilen in zahlreiche Schlingen gelegt, bis in den unteren Teil des Dünndarmes, selten bis in den Blinddarm hinein. Von dem unteren Ende lösen sich einzelne Glieder oder ganze Ketten und werden ebenso wie die Eier mit dem Stuhl ausgeschieden. Die Eier gelangen über den Weg von Kot und Abfallstoffen in den Magen des Schweines. Hier wird die in den Eiern befindliche Frucht frei, durchbohrt die Magen- und Darmwand und wandert mit dem Blutstrom oder auch durch die Gewebe in verschiedene Körperorgane, besonders in die Muskeln. Dort entwickelt sich innerhalb von 2 1/2 Monaten eine erbsengrofle Blase, die Finne oder der Blasenwurm, die die Anlage eines Bandwurmkopfes enthält.

Durch den Verzehr von finnigem Schweine- oder Rindfleisch gelangen die Finnen in den Magen von Menschen und Tieren und von da in den Darm. Im Laufe von 3 1/2 Monaten wächst der Bandwurm heran, und dann gehen die ersten Reifeglieder ab. Der Bandwurm erreicht ein Alter von 10 - 15 Jahren, die Finnen haben eine Lebensdauer von 3 - 6 Jahren. Gewöhnlich entwickelt sich nur ein einzelner Wurm im Darm.

Die Symptome, die Bandwürmer hervorrufen, beziehen sich vorzugsweise auf den Darm. Bauchschmerzen treten besonders in nüchternem Zustand auf und können sich bis zu Kolikanfällen steigern. Häufig klagen die Betroffenen über Unregelmäßigkeit des Stuhlganges. Durchfälle wechseln mit Verstopfung. Dazu gesellen sich Appetitlosigkeit oder zeitweiser Heißhunger, allgemeine Mattigkeit, Unlust zur Arbeit, Unruhe und Verstimmung. Es kann zu einem unerklärlichen Gewichtsverlust kommen, es kann aber auch genauso gut eine Zunahme des

Bauchumfanges erfolgen. Außerdem entwickelt sich oft, besonders beim Befall mit dem Fischbandwurm, eine mehr oder weniger starke Anaemie. Häufig machen die Kranken den Eindruck von Hypochondrie oder Neurasthenie.

Bei Tieren deutet ein struppiges nicht glänzendes Fell sowie Flohbefall auf Bandwürmer hin.

Prophylaxe: Der Verzehr von rohem Fleisch und Fisch sollte vermieden werden.

Behandlung:

Die Tierheilpraktikerin Beatrix Brück rät, mit der Entwurmung bei Vollmond zu beginnen, da die Würmer dann mit der Paarung beschäftigt sind und die Darmschleimhaut loslassen. Jetzt sind sie leichter auszutreiben. Die Kur sollte mindestens 10 Tage durchgeführt werden, dann sind auch die im Blut kreisenden Larven im Darm angekommen.

Vor Beginn der Entwurmung sollte 12 - 24 Stunden gefastet werden. Ferner wird vorher ein Aufbau mit biochemischen Mitteln empfohlen: *Calcium phosphoricum D 3* und *Kalium muriaticum (= chloratum) D 3* sind die Grundmittel. Bei einer Übersäuerung fügt man noch *Natrium phosphoricum D 3* hinzu, bei Anaemie *Ferrum phosphoricum D 3*. Diese Mittel werden 1-2 Wochen, viermal täglich, vor der eigentlichen Entwurmung gegeben und nach der Kur eine Woche lang, je nach Größe des Menschen oder Tieres 1-3 Tabletten zweimal täglich.

Die sicherste und sanfteste Kur, die sich besonders für Kinder eignet, ist die *Kürbiskernkur*. Die Kürbiskerne werden gekocht und mit etwas Milch oder auch nur mit Honig püriert.

Eine andere, sehr angenehme und sanfte Kur kann mit Granatäpfeln durchgeführt werden. In Indien wird diese Frucht als Säuberungs- und Entgiftungsmittel für den Magen-Darm-Trakt und das Blut sehr geschätzt.

Granatapfelkur:

Morgens und am späten Nachmittag ein großes Glas unverdünnten Saft langsam über eine 1/4 bis 1/2 Stunde trinken. Zu schnelles Trinken kann Bauchschmerzen oder Erbrechen auslösen. Daneben sollte nichts anderes getrunken oder gegessen werden, außer Wasser bei großem Durst oder großer Hitze. Es ist empfehlenswert, kleinere Mengen Wasser zu trinken, da bei größeren Mengen wieder der Magen belastet wird. Die Kur soll über 3-7 Tage durchgeführt werden. Wenn sie nicht erfolgreich ist, muß wieder einige Tage leichte Kost gegessen werden, bevor mit der nächsten Kur begonnen wird.

Wenn Granatäpfel nicht erhältlich sind, kann man auch eine Kur mit auf D 1 potenzierten Granatäpfeln machen.

Das Mittel heißt **Granatum**, und seine wichtigsten Symptome sind: andauerndes

Hungergefühl bei einem schwachen Magen, Abmagerung, eingesunkene Augen und ein schwacher Kreislauf. Bei einer Kur mit *Granatum D 1* ist vorheriges Fasten notwendig. Je nach Größe des Kranken werden 2 - 5 ml bei Tieren pur oder bei Menschen in einem Glas Wasser verabreicht.

Als weitere Bandwurmmittel empfiehlt Boericke:

1. *Filix mas* (Wurmfarn) Urtinktur
   2 - 5 ml werden einmalig als Emulsion (von der Apotheke herstellen lassen) oder mit Milch eingenommen. Besonders bei Filix mas wird die Vorbereitung mit biochemischen Salzen angeraten und auch Einläufe mit Salzwasser.

2. *Kousso* (Hagenia Abyssinica) Urtinktur
   Es werden 10 - 15 ml mit warmem Wasser gemischt, 15 Minuten stehengelassen, gut umgerührt und dann gegeben. Vorher sollte etwas Zitronensaft eingenommen werden, um die Auswirkungen abzumildern.

Fuchs- und Hundebandwurm (Echinococcus)

Seitdem in den letzten Jahren vereinzelt Fälle von Fuchsbandwurmbefall bei Menschen aufgetreten sind, breitet sich bei vielen Hundehaltern Besorgnis aus. Es wird empfohlen, Hunde und Katzen alle 5 Wochen zu entwurmen; die Ansteckungsgefahr ist aber äußerst gering. Durch eine vorherige Untersuchung ließe sich zumindestens feststellen, ob ein Echinococcusbefall vorliegt.

Der Wurm ist nur 3 mm groß und besteht aus 4 Gliedern. Die Infektion erfolgt durch Verschlucken von Bandwurmeiern, z. B. durch engen Kontakt mit Hunden, Verstäubung von Hunde- oder Fuchskot auf Waldbeeren, Pilzen und Kräutern sowie die Verschleppung durch Fliegen. Praktisch können die Eier des Echinococcus überall lauern. Man sollte dadurch jedoch nicht in Panik geraten, denn Angst fördert jegliche Krankheitsbereitschaft.

Für Menschen, die unter einer übergroßen *Furcht vor Ansteckung* leiden, ist das Mittel *Calcium carbonicum* hilfreich. Es kann in einer einmaligen Gabe in der C 200 eingenommen und bei Bedarf nach vier Wochen wiederholt werden. Auch das Bachmittel *Crab Apple* erfüllt denselben Zweck, muß allerdings über einen längeren Zeitraum etwa viermal täglich eingenommen werden.

Der Hunde- oder Fuchsbandwurm siedelt sich vornehmlich in der Leber (63%) oder Lunge (10%) an und bildet dort flüssigkeitsgefüllte Hohlräume (Zysten). Besonders gefährlich ist eine Larvenzyste im Gehirn. Solange der Echinococcus, nicht sichtbar wird, macht er in der Regel keine Beschwerden. Durch den Druck auf die Leber kommt es allerdings zur Leberschrumpfung. Dann machen sich auch

Völle und Druck in der Lebergegend bemerkbar. Durch Druck auf das Zwerchfell treten Kurzatmigkeit, trockener Husten, asthmatische Anfälle, Herzklopfen oder Verdauungsstörungen auf. Die Krankheit verläuft immer chronisch und schmerzlos. Erst durch Entzündung entstehen Fieber und Schmerzen. Kritisch wird es, wenn die Zyste platzt und sich in die Brust- oder Bauchhöhle entleert. Erst nach 15-20 Jahren kann der ungünstige Ausgang eintreten.

Behandlung:

In erster Linie steht die Verhütung dieser unter Umständen recht bedenklichen Krankheit. Menschen und Hunde sollten in regelmäßigen Abständen milde Wurmkuren durchführen, die die Darmflora schonen, wie z.B. die Kürbiskern-, Grapefruitkern-, Granatapfel- oder Granatumkur. Zusätzlich empfiehlt es sich, zweimal jährlich eine Prophylaxe mit **Cuprum oxydatum nigrum D 2**, 2 x 2 Tabletten über zwei Wochen, zu machen einmalig drei Globuli **Echinococcocin C1000** einzunehmen. Alle Maßnahmen sollten durch Untersuchungen sicherheitshalber überprüft werden. Dank dem Fortschritt auf dem Gebiet der Operationstechniken können die Zysten heutzutage relativ sicher operativ entfernt werden. Es sind aber auch homöopathische Heilungen möglich.

Spulwürmer (Askariden)

Spulwürmer sehen wie Regenwürmer aus und leben vorzugsweise im Dünndarm. Bei starken Brechbewegungen gelangen sie in den Magen und werden erbrochen. Nicht selten kriechen sie bei Kindern im Schlaf aus After, Mund und Nase hervor. Selbst wenn sie in großer Anzahl vorkommen, sind die Spulwürmer im allgemeinen harmlose Schmarotzer. Gelegentlich können sie jedoch allerlei Unannehmlichkeiten verursachen:

Bauchschmerzen, besonders um den Nabel, die sich bis zur Kolik steigern; beim Schlaf wird die Bauchlage bevorzugt; Mattigkeit; Jucken an der Nase und am After, Nasebohren; übler Mundgeruch; Zähneknirschen, besonders nachts; mangelhafter Appetit wechselt mit Heißhunger, Übelkeit beim Essen, dyspeptische Symptome, schlechtes, blasses Aussehen mit gelegentlicher Rötung, besonders bei Kindern; aufgedunsene Augen in der Früh mit Ringen unter den Augen; Brennen der Augen; Fieber mit unwillkürlichem Zucken der Gesichtsmuskeln, Hände und Arme; die Pupillen sind vergrößert oder verkleinert; halboffene Augen im Schlaf. Der Kranke schreckt aus dem Schlaf auf und hat nachts unwillkürlichen Urinabgang. Im Urin ist mehlartiges Sediment zu finden. Reizhusten bis zum Erbrechen kommt vor.

Manchmal können sich auch ernsthaftere Folgezustände entwickeln, eine Anaemie oder langwierige Darmkatarrhe. Die Kinder oder Tiere kommen sehr herunter und magern bis zum Skelett ab. Es entsteht der Verdacht auf Schwindsucht, ins-besondere auf Darmschwindsucht. Der Leib treibt auf, es kommt zu Durchfall. Auch bei Erwachsenen können die Würmer andauerndes, unstillbares Erbrechen und schwere Abmagerung erzeugen. Gelegentlich werden auch bei Kindern und Tieren Krämpfe, welche an Epilepsie, Veitstanz oder ähnliches erinnern, beobachtet. Daneben kommen leichte nervöse Anfälle vor: Kopfschmerzen, Schwindel usw. Wenn die Larven der Spulwürmer in die Lunge, in Gallen- und Bauchspeicheldrüsengänge wandern, können ernste Entzündungen entstehen.

Die Infektion erfolgt durch mit Wurmeiern verseuchten kothaltigen Staub oder mit Fäkalien gedüngten Salat.

Behandlung:

Hier gibt es unter den Homöopathen zwei Meinungen. Die einen empfehlen, in weit fortgeschrittenen Fällen erst einmal eine Wurmkur, notfalls auch mit allopathischen Medikamenten, durchzuführen. Häufige normale Wurmkuren schädigen jedoch die Magen-Darmflora und fördern gerade dadurch den Wurmbefall. Danach muß eine aufbauende Konstitutionsbehandlung durchgeführt werden.

Die anderen vertreten die Meinung, daß in jedem Stadium gerade die akuten Symptome zum Similimum führen und dadurch die innere Gesundheit wieder hergestellt wird. Es ist wichtig, das Milieu im Darm soweit zu sanieren, daß Darmparasiten keine Lebensmöglichkeiten mehr haben.

Bei der homöopathischen Wurmbehandlung sind vier Aspekte zu beachten:

1. Es wird ein spezifisches homöopathisches Wurmmittel verabreicht.
2. Die Konstitutionsbehandlung, die den Gesamtorganismus durch die Gabe des individuell notwendigen Mittels (Similimum) stabilisieren soll.
3. Vor- und Nachbehandlung mit biochemischen Salzen.
4. Diätetische Maßnahmen

Jedes angezeigte Mittel wird sich als wirkungslos herausstellen, solange bestimmte Ernährungsrichtlinien nicht beachtet werden. Dies spielt besonders beim Wurmbefall des Menschen eine große Rolle: Süßigkeiten, Kuchen, Tee, Kaffee und andere Genußmittel müssen gemieden werden. In Gegenden, wo viel mit Fäkalien gedüngt wird, muß bei der Rohkostzubereitung äußerster Wert auf Sauberkeit gelegt werden, bzw. darf im Extremfall nur gekochtes Gemüse gegessen werden. Es gibt einige Lebensmittel, die wurmabführend wirken, wie z. B. rohe Karotten, Knoblauch, Sauerkraut, Ananas, Kürbiskerne und Grapfruitkernextrakt.

Anfällige Tiere sollten regelmäßig Karotten dazugefüttert bekommen. Pferden sollte man im Frühjahr und Herbst für 2 - 3 Wochen vermehrt Karotten füttern.

Maden- oder Springwürmer *(Oxyuren)*

Die Oxyuren sind die verbreitetsten Würmer in den gemäßigten Zonen. Es sind kleine fadenförmige Würmer von einigen Millimeter Länge, welche massenhaft im Darm vorkommen. Die Würmer kriechen zum Teil in den Mastdarm und zum After heraus. Vielfach machen sie überhaupt keine Beschwerden. Meist tritt aber zeitweise ein überaus heftiges Jucken und Brennen am After auf, welches sich am stärksten in der Bettwärme bemerkbar macht. Die Betroffenen werden zum ständigen Kratzen und Bohren mit dem Finger veranlaßt. Ihre Nachtruhe wird gestört; sie werden am Einschlafen gehindert oder schreien plötzlich voller Angst aus dem Schlaf auf. Sie werden schlaff und blutarm, zuweilen auch nervös, unruhig, aufgeregt, mißmutig, störrisch und eigensinnig. Der Appetit wird vermindert. Magenverstimmungen treten ein, ohne ersichtlichen Grund. Manchmal kann es auch zu einer Mastdarm- oder Scheidenentzündung kommen oder zu einer Appendizitis durch unreife Würmer, die sich in die Darmwand einbohren. Weitere Symptome sind: Unwillkürliches Zucken der Gesichtsmuskeln, Nasenjucken, Zähneknirschen, Launenhaftigkeit, besonders beim Eßverhalten, Bettnässen ist sehr ausgeprägt, Harnverhalten, immer wiederkehrendes Fieber mit den typischen Wurmkrämpfen.

Die Infektion mit Wurmeiern erfolgt durch kothaltigen Staub, verunreinigte Nahrungsmittel, Autoinfektion oder Retroinfektion; (die am After oder im Mastdarm ausschlüpfenden Larven wandern in den Dickdarm zurück).

Behandlung:

Biochemisch: **Natrium phosphoricum D 3,** besonders bei einer Übersäuerung des Organismus und **Kalium muriaticum D 3.** (Als Schüssler Salz: Kalium chloratum) Die stärkehaltigen Nahrungsmitteln sollen reduziert werden, z. B. Brot, Getreide, Bananen, Milch, sogar Joghurt, da sich die Würmer von Kohlehydraten ernähren, und Fisch sollte statt Fleisch verzehrt werden.

Mittel bei Wurmbefall

Cina (alle Würmer)
ist besonders wichtig bei widerspenstigen Pferden, kann aber auch anderen Tieren gegeben werden. Die betroffenen Teile jucken heftig, aber auch in der Nase juckt es. Das Tier reibt sein Hinterteil oder die Nase, bis es blutet.

Santonin (Ascariden und Oxyuren sowie Bandwürmer)
hat ähnliche Symptome wie Cina. Es ist zu bevorzugen, wenn Zuckungen und Krämpfe sowie Magen- und Darmstörungen im Vordergrund stehen. Es wird auch eingesetzt, wenn Cina nicht hilft. Empf. Potenz D 2 - D 3, darunter zu toxisch.

Teucrium (Oxyuren und Ascariden) *D 3 - C 30.*
Es wird eingesetzt, wenn Krankheitserscheinungen, an der Nase vorhanden sind. wie z. B. Polypenbildungen. Das Tier ist abgemagert.

Digitalis C 30 - 200 ist wichtig bei Pferden, die dahinsiechen und Durchfall haben.

Stramonium C 200. Bei diesem Mittel ist besonders das Hinterteil betroffen. Das Pferd reibt sich ständig das Hinterteil. Das Tier kann, besonders beim Anblick glänzender Gegenstände, plötzlich von panikartiger Angst ergriffen werden.

Abrotanum besonders bei Spul- und Fadenwürmern.

Arsenicum album C 200 ist wichtig bei ängstlichen und unruhigen Tieren.

Sulfur C 200 bei Verstopfung und hartem Stuhl. Es hat einen großen Anwendungsbereich. Oftmals wird es eingesetzt, um "einen Fall abzurunden". Ein struppiges Fell ist ein wichtiger Hinweis für Sulfur.

Mercurius solubilis C 30 - 200. Auffällig ist hier die Wundheit am After. Als bemerkenswertes Symptom gilt die starke Ausweitung des Brustkorbes beim Einatmen.

Cuprum oxydatum nigricum. Dieses Mittel wird von Zopfy in der D 1 gegen alle Würmer, sogar Trichinen, wärmstens empfohlen. Er hat 60 Jahre lang gute Erfahrungen damit gemacht.

● Dosierung für alle Mittel: wie bei Abrotanum (siehe unten)   *Ravi Roy*

Lit-Verz.: Swayanandan Dr. K.R.: Intestinal worms, B. Jain Publishers New Delhi, 1981 und C. h. R. Rush, John: Veterinary Homoeopathy, B. Jain Publishers, 1990

Erfahrungen mit Abrotanum als Wurmmittel

Das wichtigste und bewährteste Mittel ist, nach Wolter, *Abrotanum* (Artemesia abrotanum - Eberraute). Es hat eine sehr starke milieuumstimmende Wirkung auf den ganzen Verdauungstrakt, wobei die erste Wirkung immer auf den Dickdarm zu beobachten ist, da als erstes die Oxyuren abgehen. In der Regel kommt es zu einem massenhaften Abgang der Würmer. Besonders gut wirkt es auf Spul- und Fadenwürmer, aber auch auf alle anderen Darmparasiten, wie Amöben und Lamblien. Es hat sich bei Menschen und Tieren gleichermaßen gut bewährt. Abrotanum stabilisiert wie alle anderen homöopathischen Mittel über die Darmflora die Darmwände, so daß sich die Würmer weder in der Darmwand festsetzen noch sie durchbohren können. (3)

Kleintiere (Katzen, Hunde, Igel, etc.)
● Dosierung: 3 x täglich 3 Tropfen *Abrotanum* D 1 über 2 - 3 Wochen. Appliziert wird über eine Pipette in den Mund. Das Mittel sollte mit Wasser verdünnt oder direkt auf etwas leckeres Futter getropft werden.

Große Hunde, Schafe, Ziegen

● Dosierung: 10 Tropfen *Abrotanum* D 1, 3 x täglich, 3 Wochen lang

Großtiere (Pferde, Kühe, etc.)

● Dosierung: 10 - 20 Tropfen Abrotanum D 1, 3 x täglich, 2 - 3 Wochen.
Bei Pferden ist es empfehlenswert, das mit Wasser verdünnte Mittel mit einer Pflanzensprühflasche direkt ins Maul zu sprühen. Man faßt seitlich mit drei Fingern ins Maul, zieht die Zunge heraus und sprüht hinein.
In der Regel ist um den 3. oder 4. Einnahmetag spontaner Wurmabgang zu beobachten. Um die Milieusanierung zu gewährleisten, und um sicher zu gehen, daß nicht Wurmreste zurückbleiben, sollte man das Mittel 2 - 3 Wochen weitergeben.

Fallbeschreibungen:

1. Pferde

Bei einem Bestand von zwölf Pferden - Vollblut, Haflinger und Pony - waren drei Pferde nach Kotuntersuchungen positiv mit Spulwürmern.
Es wurde eine einmalige Wurmkur mit *Abrotanum* durchgeführt. Nach 4 Tagen kam es zum Spontanabgang der Würmer. Abrotanum wurde zur Sanierung des Milieus weitere 2 Wochen gegeben. Zusätzlich wurde über einen Zeitraum von 3 Wochen täglich 2 1/2 kg Karotten zum normalen Futter gegeben. Das Futter bestand aus 2 Stunden Weidegang, 4 kg Hafer und 7 kg Heu pro Pferd und Tag.
In einem Zeitraum von über 3 Jahren wurde dieser Pferdebestand zweimal jährlich jeweils nach der Karottendiät durch Kotuntersuchungen auf Würmer hin kontrolliert. Es traten keine Würmer mehr auf.
Erwähnenswert ist bei diesem Pferdebestand allerdings, daß die Tiere rein homöopathisch behandelt werden und somit die Widerstandskraft von vornherein wesentlich größer ist als bei allopathisch behandelten Pferden.

2. Igel

Im Herbst 1991 wurden sechs total verwurmte Igel einer Abrotanum-Kur unterzogen. Die Kotuntersuchung ergab Madenwürmer.
● Dosierung: 2 Wochen lang 2 x täglich 3 Tropfen ins Trinkfläschchen. Dazu geriebene Karotten mit Hackfleisch (1 : 1).
Vor dem Winterschlaf wurde als Gegenprobe die zweite Stuhluntersuchung vorgenommen, die keine Erreger mehr enthielt.

3. Hund

Spulwurmbefall durch Kotprobe nachgewiesen. Am dritten Tag der Abrotanum-Kur spontaner Massenabgang von Würmern. Nach drei Wochen ergab die Kontrolluntersuchung ein negatives Ergebnis.

Rocco Kirch

Prophylaxe und Behandlung von Insektenstichen und -bissen

Bei Mensch und Tier haben sich einige homöopathische Arzneien als vorbeugender Schutz vor Insektenstichen und -bissen wie auch als therapeutische Arcana bewährt. Manche Menschen und Tiere können sich kaum vor den Insekten retten, werden regelrecht von ihnen verfolgt, oder leiden nach Insektenstichen und -bissen an heftigen, in manchen Fällen sogar bedrohlichen Reaktionen, wie z. B. einem anaphylaktischem Schock nach einem Wespenstich. In unseren Breitengraden können nur durch Zecken gefährliche Erkrankungen übertragen werden.

Allerdings ist die Wahrscheinlichkeit, an Zeckenbißfieberenzephalitis zu erkranken, selbst in den besonders gefährdeten Gebieten - wie dem österreichischen Alpenraum - mindestens um die Hälfte geringer, als die mögliche Schädigung durch die schulmedizinische Zeckenbißfieberimpfung.

Hier zeigt sich die Überlegenheit der homöopathischen Prophylaxe und Behandlung. Auch der Mythos, daß schwerwiegende Erkrankungen nach Insektenstichen oder -bissen homöopathisch nicht zu beherrschen seien, ist durch die schon seit ca. 200 Jahren erfolgreich angewandte Behandlung mit der Homöopathie nicht aufrechtzuerhalten.

Schutzmöglichkeiten vor Insekten

Häufig werden Tiere, wie z. B. Kühe oder Pferde durch verschiedene Arten von *Fliegen* belästigt. Bei Pferden ist es z. B. die Dasselfliege. Es wird gesagt, der süße Schweiß ziehe die Fliegen an.

Prophylaktisch wird **Caladium seguinum** *D 3* zwei- bis dreimal täglich, in besonders krassen Fällen bis zu fünfmal täglich gegeben.

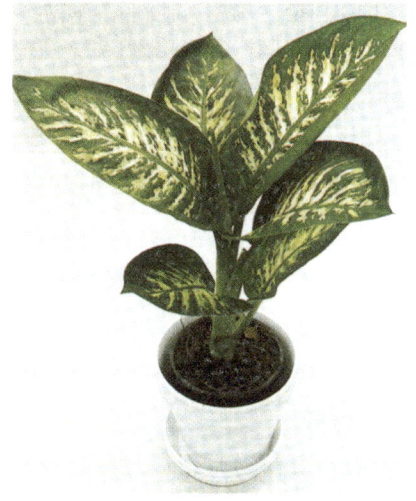

Die abgebildete Pflanze, auf deutsch Schweigrohr oder Dieffenbach Seguine genannt, stammt aus dem tropischen Südamerika. Sie wächst bei uns als Zimmerpflanze. Zur Herstellung des Mittels werden der frische Wurzelstock, Stengel und Blätter verwendet.

Der Belästigung durch *Mückenstiche* kann durch die prophylaktische Gabe von **Staphisagria** *D 3,* zwei- bis dreimal täglich eine Gabe, in hartnäckigen Fällen auch bis zu fünfmal täglich, vorgebeugt werden. Manche Menschen oder Tiere sprechen besser auf *Berberis vulgaris* an. Es wird in derselben Weise eingesetzt.

Als Schutz vor *Zecken* hat sich **Sulfur** *C 200,* viermal wöchentlich eine Gabe über vier Wochen bewährt. (siehe S. 54 - 56)

Gegen *Flöhe* kann **Pulex irritans** *C 200,* viermal wöchentlich eine Gabe über vier Wochen, verwendet werden.

Das Specificum bei *Läusen* ist **Pediculus** *C 200,* in derselben Dosierung.

Die Behandlung von Insektenstichen und -bissen

Bei *Bienen- oder Wespenstichen* hat sich **Apis** *C 200* bestens bewährt. Eine Gabe wird in einem Glas Wasser aufgelöst und davon bei Bedarf ein Teelöffel voll eingenommen. Dies gilt auch bei Stichen in Mund und Hals, wo die Schwellung oft lebensbedrohlich werden kann. Hier muß in Abständen von bis zu fünf Minuten wiederholt werden. Die Schwellung geht schnell zurück, und der Schmerz läßt nach.

Falls sicher ist, daß der Stich durch eine *Wespe* oder *Hornisse* verursacht wurde, so ist **Vespa crabro** *C 200* das Mittel.

Bei *Mückenstichen* ist es **Staphisagria** *C 200.* Sollte dies Mittel nicht deutlich wirken, so ist es durch **Berberis** *C 200* zu ersetzen. Natürlich kann im Notfall jede andere Potenz gewählt werden. Bei niedrigeren Potenzen als C 200 muß das Mittel nur öfter wiederholt werden. Um den *Juckreiz* bei Mensch und Tier zu mildern, kann äußerlich auf die Stichstellen **Staphisagria** *D 3* oder **Berberis** *D 3,* 1:10 mit Wasser verdünnt, aufgetupft werden.

Zecken, die sich in der Haut festgesetzt haben, müssen umgehend entfernt werden. Dabei ist darauf zu achten, daß die Zeckenköpfe nicht abreißen und in der Haut verbleiben. Am besten wird die Zecke mit einer Pinzette oder Zeckenzange links herum aus der Haut herausgedreht. Sollte doch einmal ein Zeckenkopf in der Haut verbleiben, veranlaßt eine Gabe **Silicea** *C 200* den betroffenen Organismus, den Zeckenkopf schnell wieder abzustoßen. Damit die Bißstelle besser verheilt, kann sie zusätzlich mit verdünnter **Arnica** *C 30* oder *C 200* betupft werden. Arnica darf in der Urtinktur nicht auf eine offene Wunde gegeben werden, da es zu entzündlichen allergischen Reaktionen kommen kann. Außerdem kann nach einem Zeckenbiß eine Doppelgabe **Zeckenbißfiebernosode** *D 200* zur Vorbeugung der Zeckenbißfieberenzephalitis gegeben werden. Ist diese Zeckenbißfiebernosode nicht zur Hand, so sollte eine Doppelgabe **Ledum** *C 200* verabreicht werden. Ledum ist überhaupt ein Mittel, das die eventuell toxische Reaktion des betroffenen Organismus auf Insektengifte beherrscht.

Bei **Kreuzspinnen- und Ameisengift** ist ähnlich zu verfahren: Je eine Doppelgabe

Ledum C 200. Treten Quaddeln oder Ödeme auf, so ist zunächst an *Apis* zu denken.

Sollte sich die Bißstelle trotz der gegebenen Mittel rot bis bläulich verfärben, so ist **Lachesis** das Mittel der Wahl, eine Doppelgabe C 200, nach Bedarf wiederholen.

Allgemein ist bei allen Stich- und Bißverletzungen durch Insekten eine allergische oder toxische Reaktion des betroffenen Organismus möglich. Besonders die empfindlichen Naturen reagieren oft heftig. Dabei ist immer eine erhöhte Belastung der Nieren durch Toxine gegeben. Ebenso sind rheumatische und allergische Reaktionsformen nicht selten. In diesen Fällen ist immer **Acidum formicum D 12** oder C 30 zusätzlich zum sonst angezeigten Mittel zu geben, eine bis zwei Gaben täglich, bis eine deutliche Besserung eingetreten ist.

An dieser Stelle sollte noch **Arsenicum album** erwähnt werden. Arsen kommt dann zum Zuge, wenn die Reaktionen auf Insektenstiche oder -bisse ungeheuer heftig sind, es zu Quaddelbildung und unerträglichem Juckreiz der Haut kommt.

Fallbeschreibung:

Ein zehnjähriger Fuchs-Wallach, edles Warmblut, war von Insekten gestochen worden. Das Pferd hatte die ganze Nacht im Stall regelrecht getobt, so sehr, daß die Trägerwände der Hinterhufe stark beschädigt waren, und es sich auch viele Schürfwunden am Körper und an den Beinen zugezogen hatte. Apis, Staphisagria und Ledum waren schon gegeben worden, hatten aber nicht helfen können.

Ich fand den Wallach äußerst unruhig und kaum zu bändigen in der Box vor. Die Sattellage und der Brustkorb waren übersät mit höchst berührungsempfindlichen pfenniggroßen Quaddeln. Es war sehr schwierig, überhaupt an das Pferd heranzukommen.

Verordnung: Eine Doppelgabe **Arsenicum album C 1000;** dreimal täglich eine Gabe **Acidum formicum C 30.**

Der Wallach verbrachte eine ruhige Nacht, der Juckreiz hatte deutlich nachgelassen. Die Quaddeln waren zurückgegangen. Auch ließ das Pferd sich jetzt wieder berühren. So verabreichte ich ihm noch eine Gabe Arsen C 1000. Ferner bekam er eine Woche lang Acidum formicum C 30 einmal täglich eine Gabe. Auf die Hautverletzungen wurde zweimal täglich **Calendula-Salbe** dünn aufgetragen. Die Trägerwände der Hinterhufe wurden mit der Raspel geglättet. Drei Tage später war der Wallach wieder vollständig in Ordnung, es waren keine Quaddeln mehr zu sehen, und er ließ sich einwandfrei reiten.

Rocco Kirch

Quellen:

Ravi Roy / C. Lage-Roy „Selbstheilung durch Homöopathie", Droemer/Knaur Verlag, München - und dito „Homöopathischer Ratgeber für Reisende", Lage & Roy Verlag, Murnau.

Einige Beispiele von Konstitutionsbehandlungen bei Pferden mit LM Potenzen

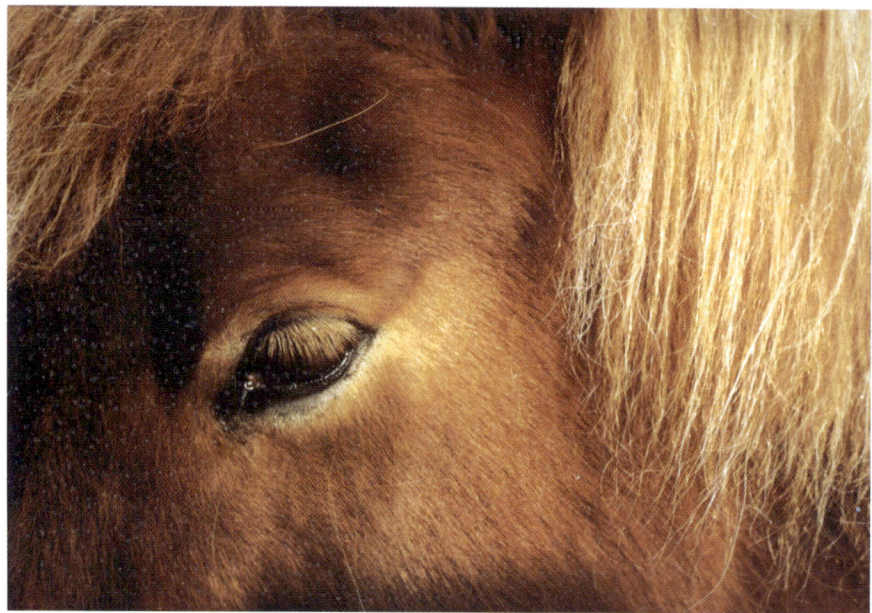

Chronisches Augentränen

Bei der Ponystute Tindra tränen die Augen. Da sie ein ängstlicher, unruhiger Typ ist, bekommt sie **Arsenicum album** LM 18, täglich 2 Tropfen. Damit wird das Augentränen besser, aber nun berichtet die Besitzerin, daß Tindra der Mut fehlt. Sie kann sich selbst gegenüber kleineren Ponies nicht durchsetzen. Sie bekommt daraufhin **Barium carbonicum** LM 18 zusätzlich zu *Arsenicum album*. Etwa nach vier Wochen wird erneut berichtet: Tindra kann sich besser durchsetzen, jedoch tränen die Augen wieder mehr. Die Potenzen von den beiden Mitteln werden daraufhin auf LM 30 erhöht.

Fünf Wochen später: Tindra geht es sehr gut. Die Augen tränen nicht mehr, und sie ist mutiger geworden. Zusätzlich bekommt sie nun für die Beine **Calcium phosphoricum** D 6, 2 x täglich eine Tablette, da sie leicht einknickt. Fünf Wochen später ist das Einknicken fast weg. Ihre Augen tränen jedoch wieder stark, und zwar als Folge des Einreitens, was sie sehr streßt. Die Besitzerin hatte deswegen

Arsenicum vor zwei Wochen abgesetzt, weil sie irrtümlicherweise eine Reaktion vermutete. Danach werden die Augen jedoch nicht besser.

Es wird nun **Arsenicum album** und **Barium carbonicum** in der LM 60, 1 x täglich eine Gabe, verordnet, da es sich bei der erneuten Verschlechterung des Zustandes nicht um eine echte Verschlimmerung durch das Mittel handelte. In diesem Fall wäre das Augentränen nach dem Absetzen von Arsenicum deutlich besser geworden.

Nach etwa drei Monaten: Es geht Tindra prima. In den letzten Wochen erhält sie die Mittel nur noch alle paar Tage einen Tropfen auf 1 Glas Wasser.

Calcium phosphoricum wird durchgehend weiter gegeben. Zusätzlich bekommt sie auch **Caladium** in der D 4, das sie vor der übermäßigen Belästigung durch Fliegen schützt.

Blähbauch

Die Ponystute Saita leidet unter starken Blähungen. Sie frißt wesentlich mehr, als ihr guttut, und läßt sich auch durch den Elektrozaun nicht abhalten, um an Leckerbissen heranzukommen. Dann bekommt sie einen gewaltigen Kugelbauch, und laute Winde gehen ab. Die Besitzerin beschreibt sie als richtig süß vom Wesen her.

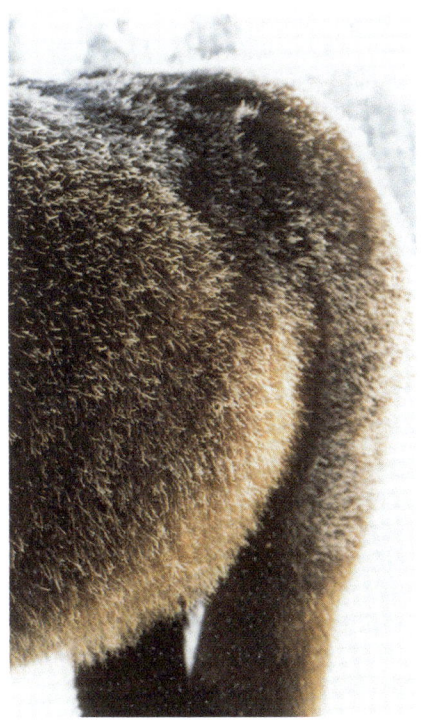

In der Veterinärmedizin reichen schon wenige charakteristische Symptome aus, um das homöopathische Mittel verordnen zu können. **Argentum nitricum** ist ein Vielfraß, der nicht darauf achtet, wie die Konsequenzen für ihn aussehen. Nachdem er über die Stränge geschlagen hat, bekommt er Blähungen, die laut abgehen.

Die Stute erhält **Argentum nitricum** LM 30, 2 Tropfen täglich. Nach etwa sieben Wochen geht es ihr eindeutig besser.

Widerspenstigkeit

Morgon ist ein unruhiges, widerspenstiges, ängstliches Pony. Er bekommt **Arsenicum album** LM 30. Einige Wochen später erzählt die Besitzerin, daß sie ihm zusätzlich Sulfur, Biotin und ein calciumhaltiges Mineralgemisch gab. Das machte ihn wieder sehr unruhig. Nach dem Absetzen der Zusatzpräparate wird er gleich ruhiger. Anschließend wird **Arsenicum** LM 60 gegeben. Schon in wenigen Wochen ist er ruhiger und handsamer geworden.

Etwas später bekommt er eine starke Augenentzündung mit tränenden Augen, und die Potenz von Arsen wird auf LM 120 erhöht. Innerhalb einer Woche tritt eine Besserung ein.

Nach fünf Wochen geht es ihm ausgezeichnet. Vom Charakter her wird er nun als brav und ruhig bezeichnet.

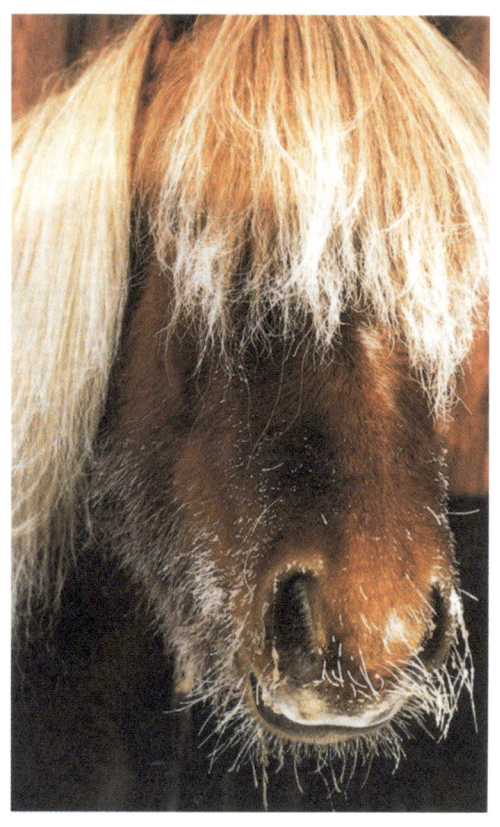

Er bekommt zusätzlich **Staphisagria** und **Caladium,** beides in der D 4, da ihn wegen seiner langen Mähne Fliegen und anderes Ungeziefer besonders plagen. Er wird nun von Insekten in Ruhe gelassen.

Da Morgon zum Stolpern und Einknicken neigt, bekommt er **Calcium phosphoricum** D6, 1 - 2 x 5 Tropfen (oder 1 Tablette) täglich.

Fünf Wochen später reagiert er mit stark tränenden Augen auf den Streß beim Trainieren anderer Ponies. Hier wiederholt sich die Vorgehensweise wie bei Tindra. Also bekommt er **Arsenicum album** LM 180, jedoch stark verdünnt, da seine Augen sonst mehr tränen und er zu ängstlich wird. Diese Dosierung wird nach drei Monaten nicht mehr vertragen, was sich durch gelben Schleim im Auge zeigt. Daraufhin wird der Inhalt des Wasserglases einmal weggeschüttet, wieder mit Wasser aufgefüllt, umgerührt, und davon erhält Morgon einen Schluck. Jetzt sind die Augen ganz geheilt.

Ravi Roy

Schwellungen der Gelenkkapseln = Gelenksgallen

Diese Gelenkgeschwülste, auch Gallen oder angelaufene Beine genannt, sind bei Pferden sehr häufig anzutreffenund. Sie werden auch Piephacke, Kurbe oder Hasenhacke genannt. Wenn der vordere Teil des Sprunggelenks angelaufen ist, spricht man von Kreuzgalle. Es handelt sich um ödematöse, schmerzlose Schwellungen, besonders im Gelenkkapsel-, Sehnenscheiden- oder Schleimbeutelbereich. Diese treten oft nach Überanstrengung, nach längerem Reiten, Arbeiten auf harten Böden oder nach langen Standzeiten auf. Dann sind besonders die Fesselgelenke angelaufen. Ältere Tiere sind dafür eher prädisponiert.

Gallen sind anfangs weich und lösen sich leicht auf. Durch fortgesetzte Bewegung wird die vermehrte Gelenkflüssigkeit leichter absorbiert. Gallen werden auch durch Verletzungen, Überdehnung der Sehnenscheiden oder Zerrung des Gelenks verursacht. Das Pferd lahmt und hebt die Ferse an. Nach dem entzündlichen Anfangsstadium kann es im chronischen Zustand in der Umgebung zu Vernarbungen kommen.

Behandlung

Arnica C 30 oder C 200
- nach Verletzungen, Erschütterung oder Überanstrengung
- Hitze, Schmerz und Lahmheit
- ● Dosierung: zwei Gaben morgens und abends, innerhalb von einer Stunde wiederholen

Apis C 30
- bei ödematösen Schleimbeutel-, Sehnenscheiden- oder Gelenkkapselentzündungen
- hemmt die Entzündung im Anfangsstadium, genügt oft als einziges Mittel zum Abschwellen
- ● Dosierung: 4 x täglich eine Gabe, 3 Tage lang

Bryonia C 30
- Entzündung mit Berührungsempfindlichkeit
- Bewegung verschlechtert, fester Druck bessert
- ● Dosierung: 4 x täglich, 3 Tage lang

Rhus toxicodendron C 200
- bei Besserung durch Bewegung und Verschlechterung durch kalt-feuchte Witterung
- akute Entzündung, die sich auf die Bänder und Sehnen erstreckt
- ● Dosierung: 2 x täglich, 5 Tage lang

Ruta *C 200*
- bei Verletzung der Knochenhaut
- verhindert die Bildung von Exostosen (Knochengeschwulsten)
- ● Dosierung: 2 x täglich, 5 Tage lang

Kalium bichromicum *C 30*
- bei länger bestehenden Schwellungen, die unter Umständen schon chronisch geworden sind und sich derb anfühlen
- wenn Apis nur unzureichend hilft
- ● Dosierung: 1 x täglich, eine Gabe für 10-14 Tage

Silicea *C 200*
- bei eindeutig chronischen Gallen
- zur Auflösung von Narbengewebe
- wenn klare bis eitrige Flüssigkeit raussickert
- ● Dosierung: 1 x täglich, 7 Tage lang

Strontium carbonicum *C 200*
- bei länger bestehender Verstauchung der Sprunggelenke mit Ödem
- ● Dosierung: 1 x täglich, eine Gabe

- Sind die Gallen durch **Verletzungen** ausgelöst, wird eine Mischung aus *Arnica- und Ruta-Urtinktur* im Verhältnis 1:1 hergestellt. Sie wird 1:6 mit Wasser verdünnt und auf die betroffene Stelle aufgetragen.

- Sind die Gallen mehr auf **Überdehnung** oder **Überanstrengung** zurückzuführen, dann sind *Ruta- und Rhus-tox-Urtinktur* (1:1 und 1:6) verdünnt, 2 x täglich aufzutragen.

Es ist durchaus möglich, gleichzeitig zwei Mittel innerlich zu geben, weil bei Verletzungen und als Folge von Überanstrengung in der Regel mehrere Gewebe beschädigt sind.

Zusätzliche Therapie:

Kneippsche Güsse haben sich bei chronischen Gallen bestens bewährt. Sie müssen jedoch mindestens sechs Wochen lang, zweimal täglich durchgeführt werden. Mit einem weichen, kalten Wasserstrahl werden alle vier Seiten der Extremität von unten nach oben und wieder hinunter jeweils dreimal angegossen. Hierfür eignet sich am besten eine Gießkanne ohne Tülle oder ein Schlauch.

Fallbeschreibung:

Benni, eine Mischung aus Warmblut und Pony, ein Fuchswallach, 11 Jahre alt, hatte bis zu seinem siebenten Lebensjahr Bäume aus dem Wald geschleppt und wohl zu früh mit der Arbeit begonnen. Er litt unter chronischen Fesselgelenksgallen, die beim Stehen schlechter und während des Bewegens besser wurden, aber danach waren sie schlechter als zuvor. Bei Überanstrengung lahmte er schnell lahm. Die Gallen waren weich, eindrückbar und in der Tiefe etwas derb; etwas fibrinöses Gewebe war schon eingewachsen.

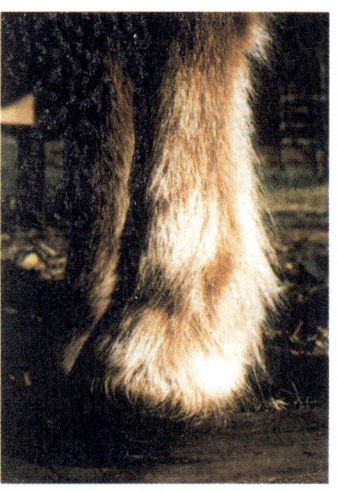

Er bekam **Apis** C 30, 3 x täglich, 3 Tage lang. Die Schwellung ging etwas zurück, und die Beine liefen im Stand nicht mehr so an. Dann wurde 5 Tage lang **Kalium bichromicum** C 30 gegeben, worauf die Schwellungen deutlich zurückgingen, aber derbes, narbiges Gewebe zurückblieb. Er erhielt daraufhin **Silicea** C 30, 1 x täglich, 7 Tage lang. Drei Wochen später war von den narbigen Verwachsungen nur noch ein Rest zu tasten, aber sie beeinträchtigten den Wallach nicht mehr. Die Beine liefen nicht mehr an, und er war voll belastungsfähig.

Brucellose

Durch Brucellose (Mb. Bang, Maltafieber, Schweinepest) kann es zu entzündlichen Gelenkschwellungen (Gonitis) kommen.
Verdacht auf Brucellose besteht:
- wenn die betroffenen Gelenke deutlich wärmer als die Beine sind,
- oder wenn die Lymphbahnen und -knoten deutlich fühlbar werden,
- oder wenn das Pferd erhöhte Temperatur bis 38.5°C hat (Normaltemp. 37.5°C),
- oder wenn äußere Wunden zu sehen sind sowie kleinste Hautverletzungen.

Behandlung:

Die **Bangnosode** D 200 (=Brucella abortus Nosode) wird an drei aufeinanderfolgenden Tagen jeweils einmal gegeben, 5-10 Tropfen oder Globuli. Die Bangnosode wird immer zusätzlich zu den anderen in Betracht kommenden Mitteln verabreicht. Äußerlich wird in der zweiwöchigen Behandlungszeit ein Gemisch aus einem Teil **Arnica** und einem Teil **Rhus tox**-Urtinktur, 1:1 mit Wasser verdünnt, mit dem Pinsel auf die Gallen aufgetragen.

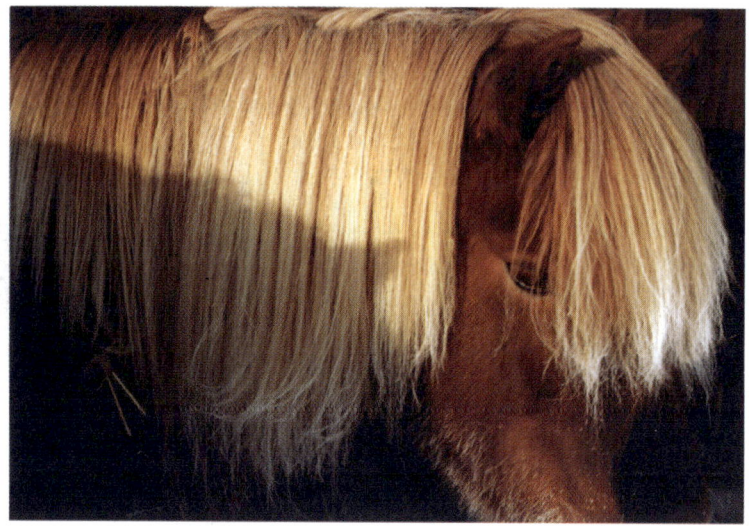

Fadenpilzerkrankung *(Trichophytie)*

Diese Pilzerkrankung ist leicht übertragbar, besonders durch Satteldecken, Geschirre, Sättel oder durch Putzzeug, das für mehrere Tiere gleichzeitig verwendet wird. Sie beginnt meistens am Rumpf, besonders im Bereich der Sattellage und kann mit Akne verwechselt werden.

Es bilden sich derbe, knotige Eruptionen mit nachfolgendem Haarausfall. Sie können stark verschorfen oder sich entzünden. Durch weiteres Reiten des Pferdes werden sie wund und sondern wäßriges bis eitriges, manchmal blutiges Sekret ab. Die Pilzerkrankung kann auf andere Körperregionen übergreifen. Die Pilzsporen können sich ins Unterhautgewebe eingraben, wodurch es zu Eiterbildung an den Haarfollikeln kommt. Weitere Symptome des Anfangsstadiums sind Hautreizung und Jucken, später Berührungsempfindlichkeit. Bei starkem Befall kommt es zu Abwehrbewegungen des Pferdes.

Zur Absicherung der Diagnose ist die Untersuchung eines Hautgeschabsels von der betroffenen Stelle notwendig. Tief schaben, um sicherzugehen, daß Sporen in der Gewebsprobe enthalten sind!

Allgemeine Maßnahmen:

Jedes Pferd sollte unbedingt sein eigenes Putzzeug und seine eigene Satteldecke haben.

Behandlung:

Reinigung der betroffenen Hautpartien mit **Echinacea Urtinktur**, maximal 1:1 mit Wasser verdünnt. Anschließend dünn mit **Calendula-Salbe** abdecken. Mit diesen Maßnahmen wird erreicht, daß mit den Pferden trotz der Erkrankung weiter gearbeitet werden kann. Wie die Erfahrung zeigt, werden selbst in der Sattellage die Stellen nach längeren Ritten nicht schlimmer.

Alle infizierten Pferde bekommen als Grundmittel **Bacillinum** oder **Tuberculinum bovinum** C 200 oder LM 30, vier Gaben im Abstand von einer Woche.

Wenn die Pferde etwas unangenehm oder muffig riechen, bekommen sie **Sepia** C 1000, vier Gaben im Abstand von einer Woche, eine halbe Woche zeitversetzt zur Tuberculinum-Gabe. Bemerkenswerterweise sprechen vor allem dunkle, weibliche Tiere, und hier besonders die Vollblüter, auf Sepia gut an.

Arsenicum album

Das Tier hat eine trockene Haut, ist ruhelos und hat großen Durst auf kleine Mengen Wasser. Betrifft eher die leichten Rassen. Die Therapie mit Arsen zeigt als Nebeneffekt, daß die Kondition des Pferdes auch ohne Training deutlich gebessert wird.
- Dosierung: Arsenicum album C 1000, 1 x täglich, eine Woche lang.

Silicea (Kieselsäure)

Paßt eher für den chronischen Zustand; leichtes Schwitzen. Wenn die Erosionen bis ins Unterhautgewebe gehen, sondern sie milchiges, eitriges oder blutiges Sekret ab oder bilden Eiterknötchen.

Hydrocotyle (Indischer Wassernabel - asiat. Doldengewächs)

Bei schuppenden, stark abschilfernden Stellen am Rumpf kann es zu den anderen Mitteln als Adjuvans gegeben werden.
- Dosierung: Hydrocotyle C 6, morgens und abends eine Gabe, mindestens eine Woche lang.

Pix liquida (Teer aus Pinienholz)

Neigung zu Haarausfall; schuppender, rissiger Hautausschlag. Unerträglicher Juckreiz treibt die Tiere dazu, sich ständig zu scheuern.
- Dosierung: Pix liquida C 6, morgens und abends eine Gabe, mindestens eine Woche lang.

91

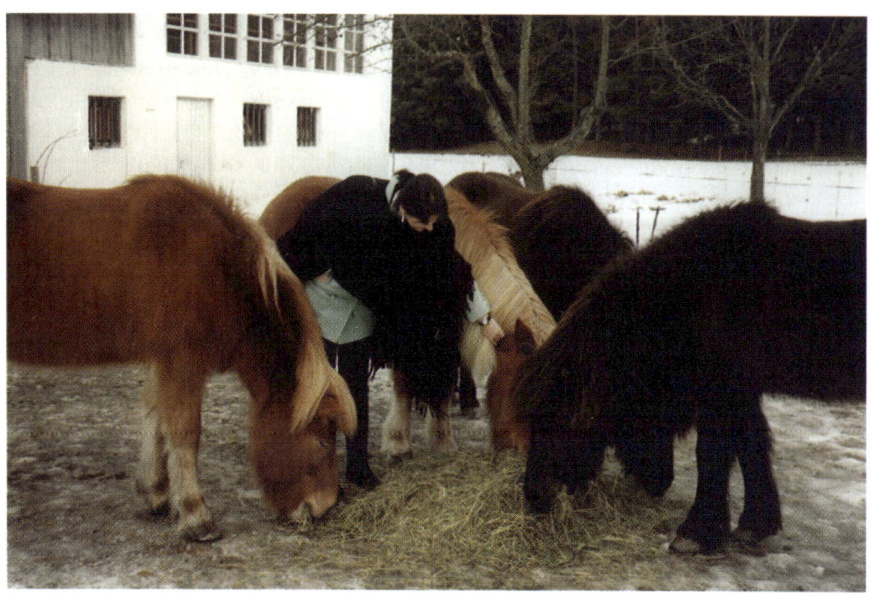

Ekzematöse Hauterkrankungen

Generell erkranken die leichten und kurzhaarigen Tierrassen seltener an Ekzemen als die schweren und langhaarigen. Aber wenn ein Tier der leichten Rassen daran erkrankt, so ist die Behandlung meist schwieriger und langwieriger als bei einem Tier der schweren Rassen.

Die Hauptmittel für die homöopathische Behandlung von ekzematösen Hauterkrankungen bei allen Tieren sind:

Arsenicum album, Graphites, Natrium muriaticum, Rhus toxicodendron, Sulphur und Thuja occidentalis.

Arsenicum album

Arsenicum album paßt mehr für die leichten Rassen, z. B. Vollblut-Pferde. Für eher nervöse und leicht erschöpfte bzw. schwache Tiere mit trockener Haut, stumpfem Fell, wobei die nächtliche Verschlimmerung aller Symptome ins Auge fällt. Die erkrankten Tiere haben in der Regel großen Durst auf kleine Schlucke Wasser und machen oft einen abgemagerten Eindruck. Arsen ist auch wichtig bei Folgen von Insektenstichen oder nach Schlangenbissen. Die Haut juckt und brennt sehr stark. Hierbei ist aber zu beachten, daß die Tiere sich nicht scheuern, sondern gegen etwas pressen. Dieses Verhalten weist eher auf den für Arsen typischen Brennschmerz hin. Trockene, rissige und schuppende Haut und Ausschläge stehen im Vordergrund. Die betroffenen Hautpartien können unter Umständen leicht geschwollen oder ödematös sein, es finden sich auch Papeln und Pusteln. Bei entzündlichen Hautvorgängen sind die Exsudate stinkend. Kratzen und Kälte verschlimmert außerordentlich. Die Haut fühlt sich kalt an.

Als Nebeneffekt bei der Arsenbehandlung stellt sich oft eine verbesserte Leistungsfähigkeit des Tieres, besonders der Pferde ein.

● *Dosierung:* 1 x täglich 1 Gabe *Arsenicum album C 1000,* bis es deutlich besser wird.

Graphites

Dieses Mittel ist vor allem hilfreich für ältere Tiere mit schwerem Knochenbau, besonders für Rinder. Dabei hilft es eher weiblichen Tieren, wobei allerdings männliche nicht ausgeschlossen sind. Die Tiere sind von phlegmatischem und stumpfem Temperament bis hin zur Indolenz und neigen zu Übergewicht. Die Haut ist sehr trocken und rauh, und das Fell ist stumpf. Auffällig sind Haarbruch, sowie Rhagaden und Fissuren an der Afterrosette. Häufig liegen bei Hauterkrankungen innere Störungen zugrunde. Bei männlichen Pferden kann oft eine Schwellung des äußeren Genitalbereiches beobachtet werden. Die erkrankten Hautpartien sondern in der Regel ein honigartiges Sekret ab, können aber auch völlig trocken sein; dann sind die Hautstellen jedoch sehr hart. Eine Rauhheit der Haut besteht besonders in den Gelenkbeugen. Die Haut ist sehr ungesund, bereits geringste Verletzungen neigen zur Eiterung. Selbst verhärtete Narben oder fibrinöses Gewebe werden unter der homöopathischen Graphites-Behandlung wieder weich.

● *Dosierung:* 1 x täglich 1 Gabe *Graphites C 30,* 10 - 14 Tage, dabei kann es bei nur mäßiger Besserung notwendig sein,1 Doppelgabe *Thuja* C 200 über 2 Wochen dazwischenzuschalten und dann wieder mit Graphites für ca. 2 Wochen, 1 x täglich eine Gabe, fortzufahren.

Natrium muriaticum

Natrium muriaticum ist ein bewährtes Mittel, wenn die Schleimhäute trocken sind. Die Tiere, die dem Wesen von Natrium muriaticum entsprechen, neigen zum

Rückzug, möchten alleine sein und sind manchmal auch etwas unleidlich. Die Haut ist fettig, es besteht eine Neigung zu Haarausfall und weißen Schuppen. Ein wichtiges Begleitsymptom ist das vermehrte Absetzen von Urin. Dabei fällt z.B. auf, daß diese Tiere ihren Urin nur ungerne oder gar nicht absetzen, wenn sie sich von Menschen beobachtet fühlen.

Ich hatte einen Hund wegen starken Haarausfalls in Behandlung, bei dem das zuerst verabreichte Mittel, Acidum phosphoricum, nicht half. Als ich jedoch beobachten konnte, daß der Hund nur urinierte, wenn er sich unbeobachtet fühlte, verabreichte ich eine Doppelgabe Natrium muriaticum C 200. Der Haarausfall besserte sich innerhalb von zwei Wochen. Außerdem zog sich der Hund nicht mehr so sehr zurück und suchte vermehrt Kontakt zu Menschen und Artgenossen. Die Natrium-muriaticum-Ausschläge sind meist trocken, jucken und lokalisieren sich besonders in den Gelenkbeugen mit weißlichen Borken oder sind wund, rot und entzündet. Bewegung und Schwitzen verschlimmern die Ausschläge. Das Mittel wirkt besonders auch bei Nesselsucht und auf die Haarfollikel.

● **Dosierung:** 1 x wöchentlich 1 Gabe *Natrium muriaticum C 200,* über 4 Wochen

Rhus toxicodendron

Es ist ein wichtiges Mittel, wenn sich die Tiere etwas teilnahmslos verhalten und dabei dennoch unruhig sind. Die Haut ist geschwollen und rot, Quaddel- oder Bläschenbildung stehen im Vordergrund. Es besteht extremer Juckreiz. Die regionalen Lymphknoten sind in der Regel geschwollen. Die Ausschläge neigen zur Schuppenbildung und tendieren vor allem zur Eiterung. Rhus tox. ist ein großes Mittel für alle möglichen Hautaffektionen, welche mit intensivem Juckreiz verbunden sind. Die wahlanzeigende Modalität ist die Steifheit der Tiere, welche bei fortgesetzter Bewegung verschwindet. An Rhus tox. ist vor allem auch zu denken, wenn die Hautaffektion durch ein äußeres Agens hervorgerufen wurde, z. B. Kontakt-Ekzem oder bei allergischen Reaktionen der Haut.
Kälte, Naßwerden, starkes Schwitzen und Ruhe verschlimmern immer sehr deutlich.

● **Dosierung:** 1 x täglich eine Gabe *Rhus tox. C 30,* über 2 Wochen

Sulfur

Sulfur ist charakterisiert durch nässende, rote Hautekzeme mit außerordentlich starkem Juckreiz. Haut und Fell sehen immer etwas schmutzig aus. Bei manchen Tieren hat man den Eindruck, sie würden den Schmutz regelrecht anziehen. Auffallend sind die Verschlimmerungsmodalitäten: nachts durch Wärme, tagsüber durch Kälte. Es kann zum Abreißen von Hautfetzen kommen. Sulfur kann bei allen

Hauterkrankungen in Frage kommen, jedoch besonders bei solchen, die aus dem akuten Stadium in das chronische übergegangen sind. Typisch für Sulfur sind auch die morgendliche Unruhe und die morgendlichen Durchfälle sowie die stark geröteten Körperöffnungen. Auffällig ist auch die Scheu vor Wasser und die häufig angetroffene Unleidlichkeit und Widerspenstigkeit der Tiere. Ein weiteres markantes Symptom besteht im plötzlichen Wechseln des Futterbedürfnisses: Bislang gerne von den Tieren angenommene Futtermittel werden plötzlich abgelehnt, stattdessen besteht ein Verlangen nach anderen, u. U. bislang abgelehnten Futtermitteln. Eine große Unruhe sowie stinkende, besonders nach faulen Eiern riechende Ausscheidungen sind ebenfalls typisch für Sulfurpatienten. Sulfur ist ein ausgezeichnetes Zwischenmittel, ähnlich wie das nachfolgend beschriebene Thuja, um bei chronischen Hauterkrankungen andere angezeigte Mittel in ihrer Wirkung zu fördern. Es ist ebenfalls von entscheidender Wichtigkeit, wenn Hauterkrankungen mit allopathischen (schulmedizinischen) Mitteln behandelt und unterdrückt wurden, um die Reaktionsfähigkeit für die homöopathische Therapie wieder herzustellen. Als Ausleitungsmittel vollbringt es außergewöhnliche Dienste. Da Sulfur zu allen Arten von Hauterkrankungen, wie überhaupt zu allen Erkrankungen scheinbar passen kann, ist es wichtig, die Indikationen für die Verordnung von Sulfur sorgfältig zu überprüfen und mit den homöopathischen Reaktionen vertraut zu sein. Vor allem ist darauf zu achten, daß Sulfur nie zu lange verabreicht wird, da sonst die Gefahr von Verschlimmerungen gegeben ist. Sulfur eignet sich besonders auch als allgemeines Rekonvaleszenzmittel, oder um eine erfolgreiche Behandlung von ekzematösen Hauterkrankungen zu vollenden. Dies gilt auch für andere Erkrankungen.

- **Dosierung:** 1 x täglich, eine Gabe *Sulfur* D 12 oder C 30, über max. 8 Tage
  Als Zwischenmittel: eine Doppelgabe Sulfur C 30
  Als Rekonvaleszenzmittel: eine Gabe Sulfur C 30

Thuja occidentalis

Ein etwas süßlicher Geruch der Haut führt uns zu Thuja. Die Haut ist fettig und schmutzig, oft übersät mit Bläschen oder pockenartigen Erhebungen. Häufig zeigen sich auch Warzen und spitze Kondylome, an den Schleimhäuten Polypen und Papillome. Vermehrtes Schwitzen ist ebenso typisch wie der unangenehm modrige Geruch des Schweißes. Typisch ist dabei aber die Besserung durch Schwitzen oder andere Absonderungen. Es besteht eine ausgeprägte Entzündungsneigung der Haut. Kälte und Nässe verschlimmern außerordentlich. Juckreiz ist vorhanden, das Fell ist trocken und stumpf. Es zeigen sich besonders nässende und

95

eiternde Flechten. Thuja hat sich außerordentlich bei chronischen Hauterkrankungen bewährt, die von den sonst angezeigten homöopathischen Mitteln nur unzureichend oder gar nicht gebessert wurden. Hier zeigt sich das breite Wirkungsspektrum von Thuja als wertvollem Zwischen- oder "Schlepper"-mittel, besonders dann, wenn durch Impfungen Blockaden für die homöopathische Therapie gesetzt wurden. Bei Tieren, welche nur schlecht oder gar nicht auf die homöopathische Therapie ansprechen und vorher geimpft worden sind, bringt oft Thuja schnell den entscheidenden Durchbruch. Allerdings sollte Thuja dann nicht unter der 200sten Potenz eingesetzt werden.

- **Dosierung:** 1 x täglich oder jeden 2. Tag eine Gabe *Thuja* C 30 über 2 Wochen
  Als Zwischenmittel: eine Doppelgabe Thuja C 200
  Als Blockademittel bei Impfungen:
  1 x wöchentl. eine Gabe Thuja C 200 oder C 1000 über 4 Wochen

Rocco Kirch, HP, Tempelherrenstr. 20, , 10961 Berlin-Kreuzberg, Tel. 030/69401690

Literaturverzeichnis:

1. Mac Leod, G. „Pferdekrankheiten homöopathisch behandelt", 1977, WBV Biologisch Medizin. Verlagsgesellschaft, Schondorf

2. Wolter, H. „Kompendium der tierärztlichen Praxis", 1989, Enke Verlag

3. Wolter, H. „Klinische Homöopathie in der Veterinärmedizin", 1954, Haug Verlag, Heidelberg

Fallgeschichten

Erste Hilfe bei angefahrenen Tieren

Wieviele Tiere jährlich am Straßenrand qualvoll verenden, weiß niemand genau. Manche könnten jedoch gerettet werden.

Der Anblick eines schwerverletzten Tieres oder Menschen löst die verschiedensten Reaktionen aus. Viele Menschen fühlen sich in solchen Situationen sehr hilflos und ängstlich. Hätten sie die Möglichkeit, schnell, sicher und tatkräftig eingreifen zu können, würden sie das Gefühl der Ohnmacht verlieren. An folgendem Beispiel wollen wir zeigen, was die Homöopathie in extremen Situationen zu leisten vermag.

Blutungen bei angefahrener Katze

Wir sahen eine angefahrene Katze am Straßenrand liegen, hielten an und stellten fest, daß die Katze noch lebte. Sie lag in einer großen Blutlache. Äußerlich schien sie nicht verletzt zu sein, aber reichlich Blut floß ihr aus dem Mäulchen. Sie atmete laut, sehr schnell und hechelnd. Den lädierten Kopf konnte sie nicht heben und sich nicht bewegen. Die Lider waren halb geschlossen, und die Augen leicht nach oben verdreht. Offensichtlich litt sie unter starken Schmerzen und schien in den letzten Zügen zu liegen. Wir legten sie vorsichtig in unseren Kofferraum und gaben ihr gleich einen Tropfen **Arnica C 200,** worauf sie mit einem Zucken der Schwanzspitze reagierte. Darin sahen wir einen Hoffnungsschimmer, daß sie vielleicht überleben könnte. Wir bestrichen ihr immer wieder das Mäulchen mit Arnica, da sie nicht schlucken konnte. Ihr Kopf sah etwas verdrückt aus, der Unterkiefer schien gebrochen zu sein. Abwechselnd gaben wir ihr dazu die Notfalltropfen. Nach jeder Mittelgabe kam Leben in ihre Schwanzspitze. Die Blutung hörte schnell auf, die Atmung kam uns eine Spur ruhiger vor, und nach einer halben Stunde hielten wir die Katze für stabil genug, um den Transport zu überstehen. Als wir nach 20 Minuten zuhause ankamen, lebte sie noch und atmete etwas ruhiger. Dort wuschen wir das angeklebte Blut vorsichtig mit verdünnter **Calendulatinktur** ab und gaben nochmals *Arnica* und **Notfalltropfen.**

Am nächsten Tag hatte sich die Atmung weiter normalisiert, es waren jedoch immer noch Atemgeräusche vorhanden, als ob die Atemwege verletzt wären. Sie bekam in den nächsten drei Tagen anfangs alle zwei Stunden **Arnica** und **China** (wegen des großen Blutverlusts) im Wechsel, später zusätzlich noch **Symphytum** *C 200* wegen der Knochenbrüche. Erst am dritten Tag fing sie an, etwas Wasser zu trinken, am vierten Tag wollte sie zum ersten Mal etwas verdünnte Milch zu sich nehmen. Fressen und ein paar Schritte gehen, konnte sie erst nach sieben Tagen. Endlich war auch ihr Besitzer gefunden worden. Er konnte nicht glauben, daß die Katze einen so schweren Unfall hinter sich hatte. Nur an ihrem etwas zerdrückten Kiefer war es noch ersichtlich.

Eine kleine Notfallapotheke

Geben Sie den zehn wichtigsten Mitteln bei Notfällen einen festen Platzn Ihrem Auto, um in Not geratenen Tieren und Menschen schnell und zuverlässig zu helfen. Hier folgt eine stichwortartige Darstellung der Anwendungsmöglichkeiten:

1. **Aconit** - Schock oder Schreck
2. **Arnica** - Verletzungen durch Schlag, Blutungen (besonders innere), Gehirnerschütterung
3. **Arsenicum album** - Lebensmittelvergiftung
4. **Belladonna** - Sonnenstich
5. **Carbo vegetabilis** - Kreislaufkollaps mit Kälte, Blässe und Lufthunger
6. **China** - Blutverlust
7. **Hypericum** - Verletzungen der Nerven und des Gehirns
8. **Rhus toxicodendron** - Verstauchungen, Verrenkungen
9. **Staphisagria** - Schnittwunden
10. **Calendulatinktur** - Desinfektion von Wunden

Außerdem können Sie auch die Bach'schen Notfalltropfen im Auto deponieren. Sie sind eine wichtige Zusatzhilfe.

In Deutschland stirbt ein Drittel der Unfallopfer an inneren Blutungen auf dem Weg ins Krankenhaus. Arnica könnte viele retten!

Carola Lage-Roy

Durchfall als Vergiftungsfolge

Eine kleine Katze litt unter Durchfall, der den After verklebte. Sie fraß nicht mehr, ihr Fell war stumpf und stand ab, und sie hatte sehr an Gewicht verloren. Sie trank keine Milch mehr. Ich vermutete, daß sie eine vergiftete Maus gefressen hatte und gab ihr deswegen *Arsenicum album C 200*. Daraufhin fing sie an, den für Arsen typischen Durst zu entwickeln. Sie trank sehr oft, aber immer nur kleine Mengen, und genas sehr schnell.

Maja Boxhorn, Eschenstr. 24, 90441 Nürnberg

Scheidenvorfall nach Totgeburt bei einem Schaf

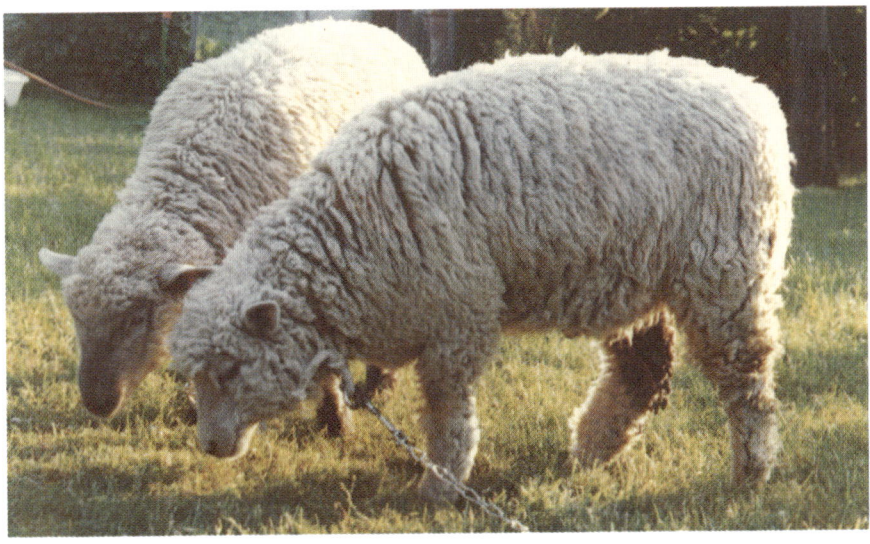

Ein sechs Jahre altes Mutterschaf (Merino Schwarzkopf) kann sein Lamm aufgrund einer Querlage nicht austreiben. Wahrscheinlich hat es die ganze Nacht Wehen gehabt und am nächsten Morgen kann das Lamm von dem Schafhalter nur noch tot herausgezogen werden. Die Nachgeburt geht normal ab, aber die Geburtswege bluten lange nach.

Das Schaf steht seit der Geburt vor einem Tag nicht mehr auf. Auch mit Hilfestellung ist ihm das Aufstehen unmöglich. Es frißt und trinkt nicht, ist vollkommen erschöpft, mit Apathie und Zittern. Die Atmung ist beschleunigt und oberflächlich. Fieber ist nicht festzustellen. Ab und zu preßt das Schaf, als wolle es etwas aus der Scheide pressen. Ein kleiner Teil der Scheide bleibt dabei außerhalb. Es sucht Trost beim Menschen und reagiert gereizt auf seine Artgenossen. Dieser Zustand spricht für **Sepia**. Es wird eine Gabe (5 Tropfen) der Potenz LM 30 auf etwas Wasser gegeben.

Wegen der starken Schwäche als Folge der anstrengenden Geburt wird anschließend **China** LM 18, 2 x täglich eine Gabe auf etwas Wasser verabreicht. Am nächsten Tag verhält sich das Tier wieder normal. Die Scheide hat sich völlig zurückgezogen. Es findet kein Milcheinschuß statt. Da Darmgeräusche noch schwach vorhanden sind, wird China für zwei Tage weiter gegeben, bis sich auch das normalisiert.

99

Ein humaner Tod für einen Ochsen

Fritzolin, ein vierjähriges Deutsches Fleckvieh, war von klein auf ein Kümmerling und Spätentwickler. Da beide Hinterbeine zu steil gewinkelt waren, fiel die Schritt-länge hinten zu kurz aus, was ihn beim Gehen ziemlich einschränkte. Durch die Fehlhaltung kam es zu verstärkten Abnutzungserscheinungen.

Seit einem halben Jahr hatte er zunehmend Beschwerden und lag deshalb immer mehr. Wenn Rinder jedoch zuviel liegen, funktioniert die Verdauung bald nicht mehr. Am Karfreitag 1992 war es soweit. Er stand nicht mehr auf, fraß und trank nicht mehr. Er hatte leichtes Fieber, sehr schwache Darmgeräusche, keinen Kotab-satz, das rechte Hinterbein war wärmer als das linke und vom Fesselgelenk abwärts schmerzhaft. Die rechte Hüfte schmerzte bei Berührung.

Aufgrund der anatomischen Fehlstellung mußte diese Situation irgendwann eintre-ten. Nachdem sich die Besitzerin darüber klar war, daß ein Weiterleben für das Tier mehr oder weniger qualvoll werden würde, entschloß sie sich, den Ochsen töten zu lassen. Da Freitag war, schied eine Notschlachtung von vornherein aus. Zum Abdecker sollte das Tier auch nicht gebracht werden. Unter schulmedizini-scher Behandlung wäre der Ochse mit Schmerzmitteln zugespritzt worden, hätte starke Abführmittel und hochdosiert Penicillin bekommen. Anschließend hätte man mit der Schlachtung warten müssen, bis die Gifte wieder aus dem Körper aus-geschieden wären. Manche Tierhalter lassen kranke Tiere aus dem Grund gar nicht behandeln, das Tier leidet Höllenqualen und wird halbtot zum Schlachten getrie-ben. Dies „schadstofffreie" Fleisch ist dann für den menschlichen Verzehr freige-geben.

Mit Medikamenten verseuchte Tiere kommen dagegen zum Abdecker. Der Tier-halter bekommt fast kein Geld für das Fleisch, da es für den menschlichen Verzehr nicht freigegeben ist. Das Fleisch wird von der Tierfutterindustrie weiterverarbeitet!

In diesem Fall ist eine homöopathische Behandlung wirklich die einzige Möglich-keit, um dem Tier zu helfen. Der Ochse bekam **Nux vomica** wegen des aufgebläh-ten Leibes und der Verstopfung. Es half ihm kurzzeitig. Am nächsten Tag bekam er **Coffea** zur Anregung des Kreislaufes. Auch dieses Mittel brachte nur eine kurzzei-tige Besserung. Jetzt wurden beide Mittel dreimal täglich im stündlichem Wechsel gegeben. Daraufhin fing der Ochse an zu fressen und zwar im Liegen, was ein Rind normalerweise nicht macht. Er schien also noch starke Schmerzen in den Gelen-ken zu haben und bekam deswegen **Hypericum** LM 120, 4 x täglich 10 Tropfen auf Brot. Nach der zweiten Gabe Hypericum stand er auf, aber er schonte das Bein noch. Daraufhin wurde das Gelenk zusätzlich mit einer stark durchblutungsför-dernden Salbe behandelt.

Am Dienstag nach Ostern war das Tier wieder völlig gesund. Die Besitzerin hatte sich in der Zwischenzeit nach einem guten Schlachtplatz umgesehen, wo keine langen Wartezeiten für die Tiere bestanden und durch gutes Schießen Angst und Schmerz so gut wie ausgeschaltet waren. Sie blieb bei dem Ochsen, bis er tot war.

Maja Boxhorn, Tierheilpraktikerin, Eschenstr. 24, 90441 Nürnberg

Tierheilungsgeschichten aus Las Palmas

Von weißen Kakadus, einer 13jährigen Stute, die zum erstenmal rossig wurde und Gavilan, dem einäugigen Hengst

Wer, wie wir, auf einer Insel weit draußen im Atlantik lebt und die Homöopathie ausübt, der wird sowohl zur Heilung von Menschen als auch von Tieren herangezogen.

Ich kannte Christine bereits aus München. Vor einiger Zeit siedelte sie nach La Palma um, um dort mit ihren zwei weißen Molukkenkakadus, sechs afrikanischen Graupapageien sowie der Hündin Mädi zu leben. Zu ihren Vögeln gesellten sich noch zehn Turteltauben, dreißig Kampfhühner und schließlich die Pferde "Lola" und "Gavilan".

Da ich Christine behandelte, blieb es nicht aus, daß sie mich auch wegen der Tiere um Rat fragte.

Ruso, der große weiße Molukkenkakadu, hatte bei seinem Vorbesitzer gelitten. Wenn es im Haus Aufregung gab, oder Christine zu wenig Zeit für ihn hatte, dann hackte er sich mit seinem kräftigen Schnabel ein Loch in die Brust. Um ihn vor sich selbst zu schützen, legte sie ihm einen Plexiglaskragen um, aber Ruso schaffte es, auch durch den Kragen zu stoßen. Immer wieder brach dadurch die alte Wunde auf. Es entwickelte sich eine nicht heilende Geschwulst.

Ich suchte folgende Rubriken im „Synthetischen Repertorium" und repertorisierte:
- Schwellung der Wunde
- Verstümmelt seinen Körper
- Stichwunden
- Wiederaufbrechen alter Wunden
- Narbenkleid

Zeitweise hatten ihm **Ledum** oder **Sulfur** geholfen, sich nicht weiter selbst zu verletzen. Nun tat ihm **Belladona** gut, das auch unter der Rubrik *„verstümmelt sich selbst"* dabei ist. Aber die Geschwulst blieb bestehen, bildete sich nicht zurück.

101

Beim Zitronengrastee aus dem Garten unterhielten wir uns über Ruso, und Christine sagte, er sei überaus zärtlich und verlange nach Zärtlichkeit, und dies ließ mich an Phosphor denken.

Wir gaben ihm eine Gabe **Phosphor** C 30, und die Geschwulst verschwand bis auf einen kleinen Rest. Nach 21 Tagen hörte das Mittel auf zu wirken. Ich ließ die Gabe wiederholen, auch diesmal mit Erfolg. Die dritte Gabe von Phosphor C 30 blieb ohne Wirkung, jedoch bei Phosphor C 200 setzte die Heilung wieder ein.

Wie uns Christine später erzählte, beginnen Papageien in der Gefangenschaft häufig aus Langeweile oder aus Vernachlässigung das Federrupfen, und in extremen Fällen fügen sie sich selbst Verletzungen zu.

Mit Phosphor konnten wir die Wunde heilen. Als nächstes werden wir ein Mittel suchen, das die Neigung zur Selbstverstümmelung vollständig beenden kann. **Stramonium** und **Belladona** wurden schon versucht, brachten aber nicht den durchschlagenden Erfolg. Als nächstes denke ich hier an Arsenicum, Agaricus, Tarantula oder Luesinum.

Dem Weibchen Maxl, dem Ruso mit einem heftigen Hieb den Schnabel durchstoßen hatte, gab ich **Arnica** C 200, zwei Globuli. Sie hatte Angst vor Rusos Annäherung und konnte nicht mehr fressen, sie fieberte auch leicht und Christine fürchtete, sie könnte sterben. Arnica half zusammen mit Hypericum.

Constantin Hering erwähnt **Hypericum** bei Stichwunden, die sehr schmerzhaft sind.

Eines Tages bekam Christine eine Stute geschenkt, weil der Besitzer das an Hufrehe erkrankte Tier nicht mehr halten konnte. Sie hieß Lola, war aber weder frivol noch fesch, sondern ein trauriges, apathisch wirkendes Tier, das nicht auftreten und schon gar nicht laufen konnte. Lola war von Natur aus eher träge und noch nie rossig gewesen, obwohl sie zu dem Zeitpunkt bereits zwölf Jahre alt war.

Ich gab ihr wegen der Hufrehe und der Trägheit zweimal **Graphites** C 30 und später Graphites C 200, drei Globuli. Vor und nach dem Beschlagen durch den Hufschmied ließ ich Arnica C 30 verabreichen, zur Schmerzlinderung und besseren Wundheilung.

Ich freute mich sehr, als Christine eines Tages auf Lola zu unserem Haus geritten kam, was die acht Katzen, die wir damals fütterten, in helle Aufregung versetzte. „Hast Du kein Mittel, damit sie rossig wird?" fragte Christine, deren starke Wunschkraft mir inzwischen bekannt war.

Nun ist Graphites bereits ein Mittel, das gegen Sterilität angezeigt ist, aber es hatte offensichtlich bei Lola nichts bewirken können, und da fiel mir spontan Tuberculinum ein. Irgendwann hatte ich in der Materia Medica gelesen, daß Tuberculinum ein hochwertiges Heilmittel bei Amenorrhoe ist und Lolas dauernde Müdigkeit, ja tuberkulinische Schwäche waren auffallend, also gab ich **Tuberculinum bovinum C 1000,** drei Globuli, aus meiner Hausapotheke.

Einen Tag später riß die sonst so phlegmathische Lola aus und galoppierte zu dem Hengst, der mit ihr in einem Reitstall gestanden hatte. Sie ließ sich aber nicht von ihm bespringen, und so machte sich seine Herrin auf die Suche nach einem anderen Hengst. Es sollte nach ihrem Wunsch womöglich ein Hengst sein, der schon auf der Insel geboren war, also ein palmerisches Pferd.

Am anderen Ende der Insel besaß jemand einen solchen Hengst. Christine sagte, ihr Herz habe heftig geschlagen, als sie ihn sah: Es war Liebe auf den ersten Blick. Der Hengst besaß allerdings nur noch ein Auge, das andere hatten ihm die Bauern bei einem Ausbruchversuch ausgeschlagen. Er galt als wild, ja gefährlich, und so hatten sie ihm die Vorder- und Hinterläufe zusammengebunden. Die Kinn- und Nasenriemen waren aus Eisen, über den Kopf lief ein Strick.

Christine tat das Herz weh und sie war wild entschlossen ihn zu besitzen, also kaufte sie ihn dem alten Bauern ab. Es war nicht leicht, noch am selben Tag einen Transportwagen zu finden, denn sie wohnte jenseits der fast 2000 m hohen Berge und mußte den Hengst so schnell wie möglich nach Hause bringen, bevor es dem Bauern wieder leid tat.

Da sie nur einen provisorischen Stall hatte, in dem ja Lola stand, mußte sie Gavilan in einem benachbarten Holzstall unterbringen. Sie war mit Lola dorthin geritten und erwartete den Hengst. Christine sagte, die Augen der Stute und des Hengstes hätten bei der ersten Begegnung gefunkelt. Sie nahm ihm alle Fesseln und Eisenriemen ab und gab ihm **Notfalltropfen** von Dr. Bach. Sie machte den Fehler, ihm zwei Wochen lang täglich die Notfalltropfen zu geben; er machte eine Arzneimittelprüfung durch und wurde zu ruhig, ja teilnahmslos. Als sie die Tropfen absetzte, wurde er wieder wach und lebendig.

Er war in Rufweite von Lola, und sie wieherten sich gegenseitig zu. Eines Tages demolierte er den Holzstall, brach aus und galoppierte zu Lola, die angebunden an einem Pflock weidete. Er war so stürmisch, daß sie sich vom Pflock losriß und durch den Baranco - so nennt man in La Palma tiefe Gebirgseinschnitte – zur Straße hinrannte, Gavilan hinterher, was ein Unglück hätte geben können.

Die Bauern eilten mit Knüppeln herbei und trieben die Pferde, vor allem den Hengst, mit starken Schlägen zurück. - Christine war nicht da, aber ihre Mutter Ina; sie versuchte, die Tiere zu beruhigen und brachte sie mit Hilfe der Männer zu den Ställen. Sie und die Tiere standen unter einem Schock, sogar die nicht beteiligten Hunde Mädi und Constantin zogen die Schwänze ein und verkrochen sich im Haus.

Ina rief mich an und bat um Hilfe. Ich gab ihr ein Globuli, **Aconit** C 1000, das Mittel gegen Schreck, Schock und Angst. Sie hatte auch Angst, wie ihre Tochter beim Anblick des blutenden Hengstes reagieren würde. Den geprügelten Pferden ließ ich **Arnica** C 200, je drei Globuli, da. Etwas später wurde Lola dank *Tuberculinum* rossig und ließ sich von Gavilan willig decken.

Freunde halfen Christine, einen großen Stall mit einem gemeinsamen Auslauf zu bauen, wo beide Pferde in je einer großen Box Platz haben. Eine Zeitlang war der Hengst in seinem Trieb kaum zu bändigen. Ich ließ ihm deswegen **Cantharis** C 30, fünf Globuli, geben und es bei Bedarf wiederholen.

Gegen eine allergische Dermatitis an der Schwanzrübe aufgrund einer Überempfindlichkeit auf Insektenstiche, die besonders nachts und in der Wärme stark juckte, bekam er eine Zeitlang regelmäßig **Sulfur** D 6.

Ruso, der Kakadu, hat inzwischen nochmals **Phosphor** bekommen, diesmal C1000, ein Globulus. Christine sagt, er „taut auf", wenn er Phosphor bekommt, und die Geschwulst geht weiter zurück und heilt.

Damit bin ich am Ende der Geschichte, obwohl sie natürlich weitergeht. Vielleicht konnte ich Ihnen einige Anregungen geben. Wir jedenfalls sind glücklich, daß es Samuel Hahnemanns Homöopathie gibt, die für Menschen wie für Tiere hilfreich ist.

Margot Stachels, Apartado 570, Santa Cruz de la Palma, Islas Canarias

Eine nicht alltägliche Hundegeburt

Die Hündin „Flame" war mit **Pulsatilla** und **Caulophyllum** auf die Geburt vorbereitet worden, und nach einer ruhigen Nacht wurde der erste Welpe um 11.35 Uhr geboren. In der nächsten halben Stunde hatte ich den Eindruck als ob die Geburt anfange zu stagnieren. Mit *Pulsatilla C 200* nach jeder Wehe ging es wieder voran und die beiden nächsten Welpen kamen schnell nacheinander gegen 14.00 Uhr. Danach konnte ich überhaupt keinen Fortschritt mehr erkennen - im Gegenteil „Flame" entspannte zusehends und schlief schließlich ein, wobei im Schlaf etwas Fruchtwasser abging. Ich hingegen fing an immer unruhiger zu werden, denn ich hatte so etwas noch nie erlebt und konnte es mir auch nicht erklären. Ich gebe der schlafenden Hündin alle 15 Minuten insgesamt fünfmal **Cimicifuga** D 1. Bisher hatte ich bei den zehn Würfen, die ich homöopathisch begleitet hatte, damit immer ein promptes, nochmaliges Pressen auslösen können. Aber hier passierte genau das Gegenteil: die Wehen hören auf und die Scheide bildet sich zurück. Bei der Untersuchung finde ich einen Fuß im Geburtskanal noch auf Beckenringhöhe. Bei wiederholten Kontrollen stelle ich fest, daß keine Rute zu finden ist und der Fuß immer höher rutscht.

Ich schließe auf Vorderendlage und sehe keine Möglichkeit für einen normalen Geburtsverlauf. Um 17.00 Uhr gehe ich zur Tierärztin, diese ist überrascht, daß bereits drei Welpen geboren sind, da das Scheidengewebe wieder sehr fest geworden ist. Der Welpe ist inzwischen weit nach oben gerutscht und die Ärztin kann meine Meinung bezüglich der Vorderendlage nicht teilen. Sie spritzt ein Wehenmittel „damit der Welpe herunterkommt, und man fühlen kann, was da los ist."

Nach kurzer Zeit ist es klar: Vorderendlage mit abgeknicktem Kopf. Durch das Wehenmittel ist der Welpe nicht mehr zurückzuschicken - Kaiserschnitt 17.50 Uhr. Der „Querkopf" lebt und ist gesund.

Zuhause gab ich ihm **Cuprum C 200**. Die Hündin habe ich mit *Arnica C 200* versorgt und als zusätzlichen Schutz vor Infektionen eine Woche lang E*chinacea D 1* ins Trinkwasser gegeben. An einem Abend gab ich **Nux vomica** D 30, weil der Stuhlgang fehlte; der Erfolg kam noch nachts!

Bei dieser Geburt bewirkte **Cimicifuga** D 1 genau das Gegenteil - die totale Entspannung der Hündin, die unter den Gaben deutlich zunahm. All das erschien mir rätselhaft.

Was wäre wohl passiert, wenn ich den Lauf der Dinge nicht durch den Kaiserschnitt verändert hätte? Hätte die Entspannung und Unterbrechung der Wehen zu einem Zurückschlüpfen des Welpen, zu einer Lageveränderung und damit normalen Entbindung führen können?

Verhindert ein homöopathisches potenziertes Mittel eine unsinnige, ja sogar schädliche Reaktion des Körpers?

Ich bin heute entschlossen, bei ähnlicher Situation „Nerven" zu behalten und abzuwarten, solange die Hündin fit ist.

Ein Tip bei epileptischen Anfällen

In drei Fällen konnte ich epileptische Anfälle mit Bach-Notfalltropen unterbrechen. Eine große Hilfe für die Tierhalter, die nun nicht mehr hilflos dem Anfall gegenüberstehen müssen. Eine Heilung der Anfälle erreicht man damit jedoch nicht, da muß die Homöopathie her!

Bärbel Röllinghoff, Hundezüchterin, Auf der Pief 55, 52134 Herzogenrath

Die Botschaft der Tiere – eine Podiumsdiskussion

„Wie fühlt es sich an, gegessen zu werden?"

Nachdem wir uns eingangs einige Gedanken zum Thema Fleischverzicht oder -verzehr gemacht haben, möchten wir abschließend einmal - wenigstens hypothetisch - die Betroffenen selbst zu Wort kommen lassen. Vielleicht würde ein Gespräch unter Tieren, wenn wir ihre Sprache verstehen könnten, in etwa folgendermaßen aussehen.

HR: "Was haltet Ihr Kühe davon, wenn die Menschen Euch essen?"

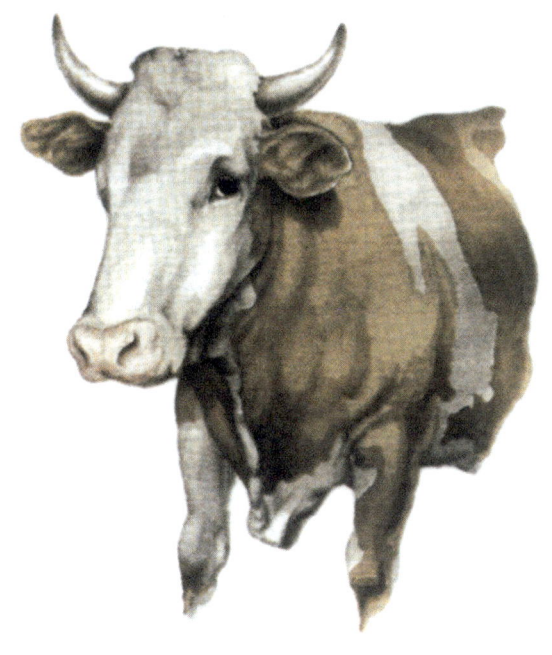

Kühe: "Wir stellen uns das Leben sehr friedlich vor. Unsere Milch könnt Ihr gerne haben, aber warum laßt Ihr uns nicht in Frieden leben? Wir lieben den Frieden über alles und haben auch Verständnis, daß Ihr Menschen etwas anders geartet seid. Ihr nennt unseren Verstand klein, und er reicht in der Tat nicht aus, um zu begreifen, warum Ihr uns nicht unseren Frieden laßt. Indessen sind wir uns sicher, daß wir einen wesentlichen Beitrag zum Frieden auf dieser Erde leisten könnten, wenn Ihr uns leben lassen würdet. Ihr würdet unsere Friedfertigkeit begreifen, wäret selbst friedfertiger und würdet nicht aufeinander losgehen. Gegenwärtig aber verleibt Ihr Euch die Brutalität, mit der Ihr uns zwingt zu leben und zu sterben, durch den Verzehr unseres Fleisches mit ein. Das macht uns noch trauriger, denn diese Brutalität widerspricht unserem ganzen Sein. Viel lieber würden wir Euch ein Gefühl des tiefen Friedens in uns vermitteln. Allen Ernstes - Ihr könntet wirklich allerhand von uns "dummen" Kühen lernen, wenn Ihr uns achtet und uns nicht bis zum Letzten ausnehmen würdet, zum Beispiel wie gut es sich von Gras, Kräutern und Getreide leben läßt. Wir bringen das Unmögliche fertig und stellen aus scheinbar wertlosem eiweißarmem Gras hochwertiges Milcheiweiß in großen Mengen her. In Indien werden wir wegen unserer Hingabe und Mütterlichkeit hoch verehrt, wofür wir sehr dankbar sind."

HR: „Könnt Ihr uns denn verzeihen, wenn Ihr von manchen so schlecht behandelt werdet?"

Kühe: „Das macht uns keine Schwierigkeiten. Wir tragen es Euch nicht nach, aber wir sind unendlich traurig. Nur wenn es gar zu übel wird, können wir auch mal böse werden."

HR: „Was haltet Ihr Schafe davon, wie wir Menschen Euch behandeln?"

Schafe: „Seit altersher haben wir Euch gewärmt und vor Wind und Wetter beschützt. Wir sind das Lamm Gottes, noch gutmütiger und sanfter als die Kühe und halten Euch die Treue, egal, wie schlecht Ihr uns behandelt. Uns kann so leicht nichts erschüttern. Wir sind es gewohnt, als Opfertier zu dienen und zu leiden, und dulden im Prinzip ganz gerne für Euch. Gerne geben wir Euch alles, was wir haben, zum Essen oder Anziehen. Es wäre zwar schöner, Ihr würdet uns etwas achten, aber das tut unserer Opferbereitschaft keinen Abbruch, denn wir lieben Euch einfach. Unsere Liebe ist still und unauffällig. Selten wird sie gewürdigt, ja oft sogar mißverstanden. Für Euch sind wir eben die dummen Schafe! Wenn Ihr doch 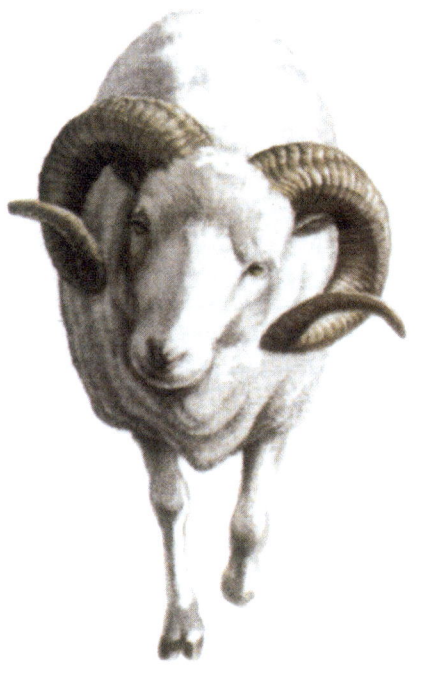 endlich aufwachen und sehen könntet! Wir werden geduldig auf Eure Erkenntnis warten. Auch von uns könntet Ihr viel lernen, z. B. unendliche Geduld oder das **Pulsatilla**-Prinzip der Hingabe."

HR: „Wir danken für Eure offenen Mitteilungen. Wenn wir Euch richtig verstanden haben, hättet Ihr sicher gegen einen gelegentlichen Hammelbraten nichts einzuwenden - allerdings wohl nur unter der Voraussetzung, wir würden Euch um

Erlaubnis fragen, z. B. so: „Mein Körper und meine Seele brauchen etwas Fleisch, ist einer von Euch bereit, dieses Opfer zu bringen?"

Schafe: „Früher geschah das Töten der Tiere mehr in Absprache mit uns, da war es noch in Ordnung. Wenn wir es zuließen, konnte getötet werden, und es entstand keine Negativität. Dann bekommt dem Menschen das Fleisch auch viel besser, und er verleibt sich sogar die positive Kraft des Tieres ein. Es sind die seelischen Aspekte, die krank machen: die Seelenlosigkeit, die Kälte, mit der der Mensch mit dem Tier umgeht. Das alles macht ihn krank. Sein Verhalten wird durch die Angst des Tieres, den Schock beim Schlachten und die Brutalität, wie es gehalten wird, verstärkt."

HR: „Demnach wäre es weniger störend für das Ganze, Schaffleisch zu essen?"

Schafe: „Ja, so könnte man es sagen. Wir möchten natürlich auch lieber leben, besonders unsere kleinen Lämmchen. Aber wir vergeben Euch, dadurch ist unser Fleisch durch negative Emotionen nicht so stark belastet und weniger krankheitserzeugend."

HR: „Je humaner, liebevoller und verständnisvoller das Schlachten wäre, desto besser wäre also alles?"

Ziege: „Zu diesem Thema möchten *wir* einmal etwas sagen. Ja, so ist es, um so weniger würde es sich auf Eure Gesundheit auswirken, und um so weniger würden die Menschen Fleisch essen wollen. Es würde alles ganz anders werden. Auffällig ist auch, daß in den Balkanländern, wo Krieg herrscht, besonders viel Fleisch gegessen wird. Auch in vielen Restaurants bekommt Ihr fast ausschließlich Fleisch. Wenn Ihr uns wie früher beim Schlachten Liebe und Dankbarkeit zukommen lassen würdet, wäre es für beide Teile ein Segen."

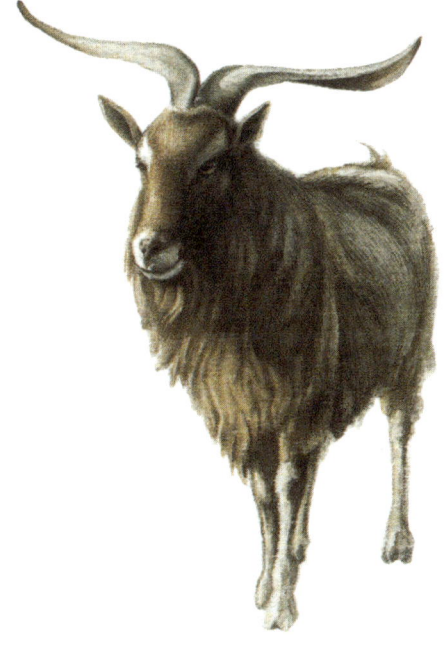

HR: „Liebe Ziege, wir danken Dir für Deine Belehrungen. Du scheinst tatsächlich so weise zu sein, wie es Dein Bart vermuten läßt. Aber Du scheinst auch streng abzurechnen und zu differenzieren unter uns Menschen."

Ziege: „So ist es in der Tat. Ihr seid Individuen, genauso wie wir es sind, und wir können Euch nicht alle über einen Kamm scheren. Eigentlich sollte der strenge Geschmack unserer Böcke Euch abschrecken uns zu essen, aber einige ganz Zähe Eurer Spezies lassen sich davon nicht beeindrucken. So müssen sie eben die Konsequenzen tragen. Einige von uns sind gutmütig, sie haben nichts dagegen, gegessen zu werden. Doch es gibt auch die andere Sorte, mit denen ist nicht zu spaßen."

HR: „Können wir dann wenigstens Euer wunderbar feines Leder haben?"

Ziege: „Es kommt ganz darauf an, wo Ihr es verwendet."

HR: „Zum Beispiel für Schuhe."

Ziege: „Nein, das mögen wir in der Regel nicht, allerdings wägen wir auch hier genau ab und machen auch mal Ausnahmen. Wenn unsere Schuhe von jemandem getragen werden, der unser würdig ist, akzeptieren wir es. Gandhi hat unseren wahren Wert erkannt und ernährte sich hauptsächlich von unserer Milch. Wir haben auch seinen Geist mit unserer Energie genährt und ihn mit unseren Möglichkeiten bei seinem gewaltlosen Widerstand unterstützt."

HR: „Wir danken, daß Ihr uns über all diese Zusammenhänge aufgeklärt habt, offenbar versteht Ihr mehr vom Prinzip des Individualisierens als die meisten von uns - Homöopathen sollten natürlich ausgenommen sein!
Nun wenden wir uns unserem nächsten Verwandten, einem Tier zu, dessen genetische Struktur von allen Schlachttieren der unseren am ähnlichsten ist.
Sicher hast auch Du nichts dagegen, daß wir Dich essen. Du bist in riesigen Beständen leicht zu halten, stellst keine Ansprüche, frißt alles, wie es sich für einen echten Vertreter der **Antimonium crudum** Gruppe gehört. Dank dieser hervorragenden Vermarktungsqualitäten wird Dein Fleisch mit Abstand am preiswertesten angeboten, und folglich wirst Du am meisten gegessen, wenigstens bei uns."

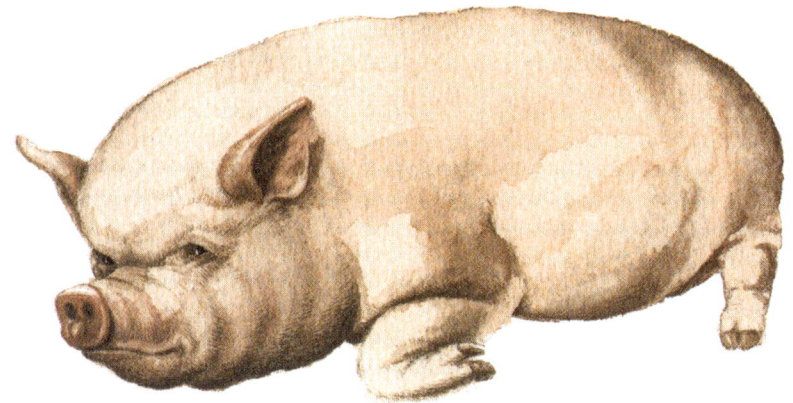

Schwein: „Ihr meint wohl, Ihr könnt uns für dumm verkaufen, wie Ihr das so gut mit den Kühen und Schafen macht. Doch Ihr habt die Rechnung ohne den Wirt gemacht. Wir wissen, daß wir Euch im Aufbau der Zelle und im Intelligenzquotienten ähnlich sind. Eigentlich sind wir Euch sogar überlegen, denn uns ist unsere Intelligenz nicht zu Kopfe gestiegen, uns hat sie nicht den Verstand geraubt. In der Vergangenheit waren wir enge Freunde, und die Fähigkeit, unser Denken zu benutzen, haben wir von Euch gelernt. Wir haben Euch viel geholfen, Euch vor Schmutz und Krankheiten geschützt. Dafür gebührt uns Dank. Stattdessen verachtet Ihr uns maßlos. Es gibt kein Tier, das mehr verachtet, mißbraucht und ausgebeutet wird als wir!"

HR: „Na ja, ganz so schlimm ist es ja nun auch wieder nicht. Jetzt seid nicht so verbittert! Wenn Ihr wirklich diese Einstellung habt, macht uns Euer Fleisch vielleicht auch noch bitter. Wir wollen doch nicht auch noch durch Eure Bitterkeit vergiftet werden! Es gibt doch viele Menschen, die sich für Euch einsetzen."

Schwein: „Wir kennen Euch zur Genüge, und es wäre dumm, Euch zu vertrauen. Am liebsten würden wir von diesem grauenhaften Schauplatz einfach verschwinden. Die Natur bietet uns genügend Möglichkeiten, z. B. die Krankheiten. Vielleicht wird schon beim nächsten Ausbruch der Schweinepest eine weittragende Entscheidung gefällt. Das Maß ist voll! Wir sind intelligente Lebewesen und können die Verachtung, mit der Ihr uns behandelt, nicht länger ertragen. Ihr achtet nichts, weder Euch selbst noch die Natur. Alles wird nur benutzt, genutzt, ausgenutzt. Ihr habt doch nur fromme Sprüche. Erst wenn die Mißhandlung wirklich aufhört, wären wir zur Versöhnung bereit. Wie dumm Ihr seid! Wir könnten ganz andere Dinge für Euch tun. In der Schweiz halten sich zum Beispiel manche städtischen Nachbarschaftsverbände eine "Quartiersau" zur Entsorgung der Essensreste und Gartenabfälle. Als Nebeneffekt verhilft die Sau zu einer besseren Kommunikation in dem Wohnviertel."

HR: „Das haben wir also aus dem Schwein gemacht. Es ist uns so verwandt, daß es offensichtlich in ähnlichen Strukturen denkt wie wir. Jedenfalls klingt das nicht so abgehoben pastoral wie bei den Kühen und Schafen, sondern richtig menschlich - voller Haß, Verbitterung und Rachlust.
Verlassen wir lieber einmal die aufsässigen Schweine und wenden uns dem lieben Federvieh zu. Wir befragten ein paar Hennen in einer großen Legebatterie über Ihr Tag und Nacht beleuchtetes (Schatten-)Dasein."

Hühner: „Hier bietet sich ein trauriges Bild. Wir Hühner brauchen den Hühnerhof, die Erde, das Scharren. Wir sind sehr kontaktfreudig und sozial. Hier wird uns unsere Lebensbasis entzogen: unsere Familie, die sozialen Kontakte und unsere geliebte Rangordnung. Nicht einmal unsere Kinder dürfen mehr um uns haben. Die meisten Damen, die in dieser Legefabrik ihr trostloses Dasein fristen, sind verrückt geworden. Diese beweglichen, an Würmern, Körnern, Klatsch und sonstigem interessierten Hennen haben ihre Mitte verloren, sind zu schrillen, überdrehten Frauenzimmern geworden. Geht Ihr Menschen mit Euren Frauen eigentlich auch so um?"

HR: „Nun, in dieser Eierfabrik zeigt sich leider, wie weibliche Kraft mißbraucht werden kann. Die Hühner reagieren auf den Freiheitsentzug mit Hysterie, Verwirrung und Hyperaktivität bis hin zum Wahnsinn. Sie würden sich gerne abreagieren, wenigstens mal hin und her flattern, aber selbst dieses Ventil ist ihnen durch die Enge des Käfigs entzogen. Dann bleibt ihnen zum Schluß nur noch, sich in eine Art hysterische Apathie zu flüchten."

Puter: „Könntet Ihr uns nicht ein paar Kügelchen **Ignatia** geben? Noch besser wäre es natürlich, uns unsere Freiheit wiederzugeben."

HR: „Lieber Herr Puter, erlauben Sie uns, Ihnen eine intime Frage zu stellen. Durch neue Zuchterfolge ist es unseren Wissenschaftlern gelungen, Ihnen einen umfangreicheren Brustkorb maßzuschneidern. Ihre von Natur aus vor Stolz geschwellte Brust bekommt dadurch eine besondere Note. Sind Sie mit der neuen Brust zufrieden?"

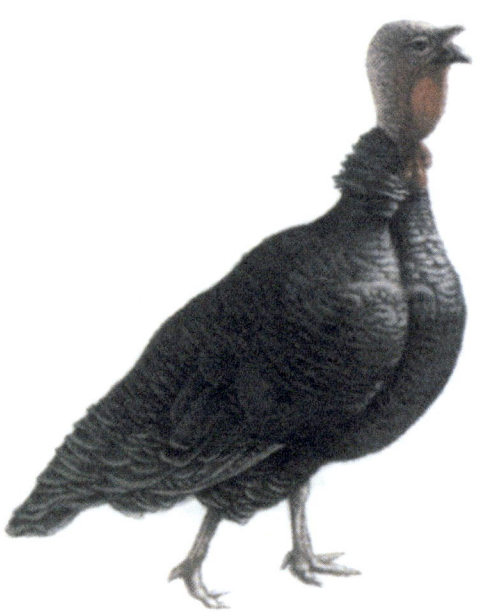

Puter: „Machen wir uns doch gegenseitig nichts vor. Euch geht es doch nur darum, neue Fleischsorten zu züchten. Man sagt, in uns Puten stecke - dem Geschmack nach - ein Stück Fleisch von jedem Tier. Den Schweinen haben Eure Wissenschaftler ein dreizehntes Kotelett angezüchtet; von unserem größeren Brustumfang habt Ihr Euch mehr Profit versprochen. Durch diesen angezüchteten Vorbau können wir uns nicht mehr natürlich paaren, und ohne künstliche Befruchtung wäre unsere Rasse dank Eurer Manipulation zum Aussterben verurteilt. Der Mensch hat sich für den Schöpfungsprozeß unabdingbar gemacht. Wir verabscheuen Eure künstliche Befruchtung! Indem Ihr uns auch noch unseren Fortpflanzungstrieb nehmt, beraubt Ihr uns unserer letzten Freiheit. Ihr maßt Euch

111

an, neue Gesetze zu schaffen; seht Ihr denn nicht, daß diese Taten gegen das Naturgesetz sind?! Wenn Ihr der Natur freien Lauf lassen würdet, würde etwas Besseres dabei herauskommen."

HR: „Aber Zuchtversuche gibt es doch schon, seitdem sich der Mensch Haustiere hält."

Puter: „Dagegen haben wir auch nichts einzuwenden. Sanfte, wohlgemerkt sanfte, Direktion ist möglich. Künstliche Befruchtung bringt nicht das, was sie bezwecken soll. Im Gegenteil, es entstehen mehr kranke als gesunde Tiere, denn das Prinzip der natürlichen Auslese wird umgangen. Es ist völlig widernatürlich. Schade, daß so viele Bauern dabei mitmachen."

HR: „Wie wirkt sich das wohl bei den Pflanzen aus? Wir hätten wahrscheinlich keine vollwertige Nahrung mehr. Ob es dort auch so schlimme Konsequenzen nach sich zieht wie bei den Tieren? Und wie wäre es beim Menschen? Doch bleiben wir bei unseren Ansprechpartnern, den Tieren.

Wir machen nun einen großen Sprung - direkt ins Meer, in der Hoffnung, noch ein paar halbwegs gesunde und aussagefähige Fische dort anzutreffen. Tatsächlich bewegt sich ein großer Sprottenschwarm direkt auf uns zu, und wir bitten eine kleine Sprotte vor unser Mikrofon, um ihr die Ihnen schon bekannten Fragen zu stellen."

Sprotte: „Unser Schwarm schwimmt eigentlich lieber im Meer als im Kochtopf. Doch wenn Ihr mich so direkt fragt, mir persönlich ist es eigentlich fast - aber eben nur fast - egal. Es kommt ja doch alles so, wie es kommen muß, und da ist es am besten, wir leisten dem Fluß des Lebens keinen Widerstand und geben uns den Wogen des immerwährenden Schöpfungsprozesses im Meer hin. Unser Körperbau ist dafür wie geschaffen, wie sollten wir mit unserer Stromlinienform auch Widerstand leisten? Wir vertrauen voll und ganz der Führung unseres Schwarmes. Dabei spielt es letztendlich keine Rolle, ob das Ziel unserer Reise nun der Kochtopf oder das offene Meer ist. Ob leben oder sterben - es bleibt sich doch gleich. Hauptsache, das Gleichgewicht stimmt! Wir schwimmen dahin, wo Mangel herrscht, und wenn unser Schwarm zu groß wird, teilen wir uns eben. Es ist für uns mehr oder weniger zweitrangig, ob der Mangel in Euren Mägen oder in einem Teil des Meeres herrscht. Im übrigen sind wir sehr vergiftet und von daher leider nicht so bekömmlich. Doch kommen wir endlich zur Sache und schwimmen nicht länger um die heißen Fischtöpfe herum - um ganz ehrlich zu sein, finden wir es bedauernswert, daß immer mehr Menschen aufgrund der Umweltgifte darauf verzichten, uns zu genießen. Unsereins gilt bei Euch als Symbol der Jüngerschaft. Richtig erfaßt! Wir stellen uns in der Tat zur Verfügung, und das Gegessenwerden gehört eben mit dazu.

HR: „Das sind wahrlich edle und selbstlose Ziele. Uns fällt direkt ein Stein vom Herzen, und zwar genau der Stein, der uns daran hinderte, Euch als empfindende, beseelte Geschöpfe wahrzunehmen. Viele Menschen wird es jetzt nach Eurer Aussage leichter fallen, auf den Verzehr Eurer landläufigen Verwandten wie Rinder, Schweine etc. zu verzichten, indem sie sich mit Gusto auf die Edelfische stürzen werden. Zwar ist uns Eure Motivation fremd, doch das Resultat kommt unseren Wünschen entgegen."

Sprotte: „Merkwürdig, daß Euch unsere Motivation so fremd ist. Ihr lebt doch auf demselben Planeten wie wir, und die Spielregeln gelten doch für alle Geschöpfe dieser Erde. Unsere Motivation ist nicht ganz so selbstlos, wie Ihr glaubt. Habt Ihr denn noch nie etwas vom "Wachstum durch Dienen" gehört?

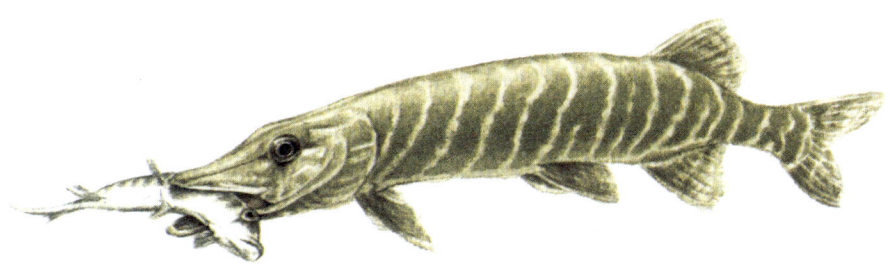

HR: „Opferbereitschaft und Altruismus stehen bei uns zur Zeit nicht hoch im Kurs, deswegen waren uns diese Begriffe momentan entfallen.
Doch zurück zu den Edelfischen, wie hättet ihr's denn gerne, daß wir Euch verspeisen? Wie wär's mit ein paar Lieblingsrezepten?"

Heringe: „Halt, erst möchten wir noch etwas dazu sagen. Wir leben zwar auch in großen Schwärmen, und wir haben nichts dagegen, wenn Ihr uns fangt, aber nicht auf die Art und Weise, wie das heute geschieht. Mit Euren kilometerlangen Nylonnetzen habt Ihr die Nordsee schon halb ausgefischt, und Millionen von Fischen verenden sinnlos durch diese Fangmethode. Unsere Weibchen werden besonders mißbraucht. Ihr schlachtet sie nur wegen ihrer Eier und werft die Leichname tonnenweise in Müllgruben."

Lachse: „Falls Ihr uns mit den Edelfischen meint, so sind wir schon lange nicht mehr so edel, wie Ihr glaubt. Die Wildlachse sind fast ausgerottet, und die gezüchteten Lachse sind mit Chemikalien „veredelt". Sie werden auf engstem Raum gezüchtet und sind dadurch sehr anfällig für Krankheiten. Dagegen bekommen sie ständig prophylaktisch Antibiotika ins Futter gemischt, zusätzlich ist das Futter mit rosa Farbstoffen versehen, die dem Konsumenten vorgaukeln, er würde einen kerngesunden Wildlachs essen. Doch trotzdem breiten sich Krankheiten aus, dagegen werden die Medikamente gleich kübelweise pur ins Fischbassin geschüttet. Um sich vor dem Gift zu schützen, tragen die Menschen Gasmasken. Aber wer denkt an uns? Voller Verzweiflung springen wir immer wieder in die Luft, um dem Gift, das uns Haut, Augen, Kiemen und Blut verätzt, zu entkommen."

HR: „Es tut uns außerordentlich leid, daß gerade Ihr vitalen und schönen Fische wegen unserem Drang nach Meeresgütern und Delikatessen so leiden müßt. Doch lassen wir nun die Thunfische zu Wort kommen."

Thunfisch: „Wir großen Fische haben ganz andere Aufgaben, als die kleinen Fische zu bewältigen. Wir sind eben keine "kleinen Fische". Wir sind die Aufseher der Meere, ohne uns wüßten die Fischschwärme gar nicht, wo es langgeht. Besonders die Delphine und Wale halten die Meere und ihre Bewohner im Gleichgewicht und dienen dadurch auch Euch zum Schutz vor Chaos und Zerstörung durch die Gewalten des Meeres. Je größer ein Fisch, desto kritischer wird es, sich ihn einzuverleiben, denn das Meer braucht uns. Erst vor kurzem sind 144 Menschen durch den Verzehr *eines* Haies gestorben, der durch Umweltgifte verseucht war. Die großen Fische stehen am Ende einer langen Nahrungskette und sind dadurch am meisten belastet. Es ist Wahnsinn, die größten Lebewesen aller Gewässer - nämlich Wale und Delphine - durch Eure sich verselbständigende Gier und Jagdlust fast auszurotten, denn so wird die Balance zwischen Land und Meer bedroht. Ihr sägt an dem Ast, auf dem Ihr sitzt."

HR: „Wir danken allen Beteiligten für dieses aufschlußreiche Interview."

Ingrid Puck und Carola Lage-Roy

Literaturempfehlungen:

Helena Hawley *„Was uns die Tiere sagen wollen"* Ch. Falkh Verlag, Seeon 1993
Berthold Chales-de-Beaulieu *„Tiere diesseits, Tiere jenseits"*, Zweitausendeins, Frankfurt 1986
Marlo Morgan *„Traumfänger"*, Goldmann

Lichtblicke für Tiere

Frankreich

Es gibt in Frankreich ganze Restaurant- und Metzgereiketten, die nur Fleisch aus Beständen verarbeiten, die soweit wie möglich homöopathisch behandelt werden, allerdings mit gewissen Ausnahmen: Wurmkuren werden noch mit herkömmlichen Wurmmitteln durchgeführt, und auch manche Impfungen werden gelegentlich noch verabreicht, dann allerdings homöopathisch wieder ausgeleitet. Bei Beständen, die immer wieder an den gleichen Erkrankungen leiden, wird der miasmatische Hintergrund abgeklärt und behandelt. In Betrieben, die auf homöopathische Behandlung umgestellt werden, wird die übliche Einstellungsprophylaxe, die in der Regel aus einer Antibiotikamischung besteht, nach und nach durch eine homöopathische Prophylaxe ersetzt, mit dem Endziel, die Antibiotika ganz wegzulassen. Eine antimiasmatische Behandlung sowie eine homöopathische Ausleitung der Antibiotika schließen sich an. Bei einer Durchseuchung des Bestandes mit einer Krankheit wird nach den Gesetzen der Behandlung von Epidemien folgendermaßen vorgegangen: Die Symptome des Bestandes werden gesammelt, und es wird dafür wie für ein Einzeltier repertorisiert. Bei der homöopathischen Behandlung können in der Übergangsphase immer wieder neue Symptome auftreten, die bisher durch Antibiotika überdeckt wurden.

Alternativer Zoo

Die Struktur der heutigen Zoos ist für die Tiere denkbar ungünstig. Es ist an der Zeit, eine völlig neue Art von Tiergärten zu entwickeln. Weitgehend unbekannt, zumindest für den Stadtmenschen, sind die meisten unserer landwirtschaftlichen Nutztiere. Kaum einer weiß, wie es um die ehemalige Vielzahl der Landrassen und ihren heutigen Gefährdungsgrad steht.

Der Tierpark in Warder am Brahmsee in Schleswig-Holstein setzt sich für die Erhaltung von seltenen und gefährdeten Haustierrassen ein. Es werden neue Ziele verfolgt. In Warder gibt es eine Zooschule, die das Erlebte, das zu Sehende oder Gesehene mit den Schülern oder Besuchern aufarbeitet.

In den letzten Jahren entstanden zahlreiche Haustierparks in England (Rare Breed Farm Parks), die als "Themenzoos" vom traditionellen Zookonzept abweichen. Es werden alte Haus- und Nutztierrassen sowie Bauerngärten auf großzügigen Flächen und meist historischem Grund und Boden gezeigt. Die Präsentation von Handwerk und Tiernutzung gibt Einblick in historisches bäuerliches Leben.

Haustiere gegen Herzinfarkt

Besitzer von Haustieren haben weniger gesundheitliche Probleme und ein geringeres Risiko, einen Herzinfarkt zu erleiden, als Menschen ohne vier- oder zweibeinige Hausfreunde (New Scientist, Bd. 140, S. 30, 1993). Australische Wissenschaftler verglichen die Lebensgewohnheiten und den Gesundheitszustand von mehr als 5000 Herzpatienten. Es zeigte sich, daß die etwa 800 Haustierhalter niedrigere Cholesterinwerte sowie einen geringeren Blutdruck hatten und damit weniger infarktgefährdet waren als die übrigen Patienten. Außerdem klagten sie seltener über Kopfschmerzen, Schlafstörungen, Erkältungen und ähnliche alltägliche Gesundheitsprobleme. Haustiere haben offensichtlich eine positive Wirkung auf die menschliche Psyche. Sie können ihrem Besitzer gegenüber Zuneigung zeigen und ihnen das Gefühl geben, gebraucht zu werden. Die emotionale Beziehung, die Menschen zu Haustieren aufbauen, kann ihr Selbstwertgefühl, ihre Fähigkeit zur Streßbewältigung und letztendlich auch ihre physische Gesundheit stärken, so glauben die Wissenschaftler.

Impfverbot gegen Schweinepest

Nachdem im Herbst 1993 die Schweinepest in verschiedenen Bundesgebieten in großem Umfang bei geimpften Schweinen ausbrach und allein in Niedersachsen 10 000 geimpfte Schweine getötet werden mußten, hat das Bundeslandwirtschaftsministerium ein generelles Impfverbot zur Bekämpfung der Seuche erlassen. Hier hat man erkannt, daß die Impfungen, nicht wie gewünscht, den Ausbruch der Seuche verhindert, sondern ihn forciert haben.

Einfuhrverbot von impfdurchseuchtem Fleisch

Auch die Impfungen gegen Maul- und Klauenseuche wurden vor einigen Jahren aus dem gleichen Grund, ohne viel darüber in der Öffentlichkeit zu publizieren, verboten. Hier ist man noch einen Schritt weiter gegangen. Das Fleisch von Kühen, die zum Beispiel in Italien noch gegen Maul- und Klauenseuche geimpft werden, darf nicht mehr nach Deutschland exportiert werden. Wie kann es dazu kommen, daß praktisch über Nacht eine Impfpflicht in ein Impfverbot umgewandelt wird? Offensichtlich zwingen die finanziellen Verluste durch impfgeschädigte Tiere die verantwortlichen Ämter dazu.

Impfschäden beim Menschen führen nicht annähernd zu gleichen finanziellen Einbußen für die Wirtschaft, obwohl sie durch die empfohlenen Impfkampagnen auch in großem Ausmaß auftreten. Wird auch hier eines Tages gegen die Pharmaindustrie entschieden und zum Wohle der Menschen auf die unnötigen und gefährlichen Impfungen verzichtet werden?

116

Reiten ohne Sattel und Zaumzeug

Auch beim Reiten gibt es neue Ansätze. Beim Westernreiten werden Sättel verwendet, die so konstruiert sind, daß sie die Wirbelsäule des Pferdes weitgehend schonen. Es werden hauptsächlich Geländeritte unternommen und weder Dressurreiten noch Springturniere durchgeführt, die Pferd und Reiter extrem belasten. Hier wird auf das Zaumzeug mit Trense verzichtet und das Pferd durch Körperkontakt, Halfter, Zügel und Sprache gelenkt. Das Pferd soll mit extrem wenig Zügelkontakt einhändig geritten werden können, willig das zu tun, was der Reiter von ihm verlangt.

Literatur:

Bob Mayhew/John Birdrall *„Die Kunst des Westernreitens"*, Frankh-Kosmos Verlag

Klaus Ferdinand Hempfling *„Mit Pferden tanzen"* - Versammeltes Reiten am losen Zügel, Frankh-Kosmos Verlag.

Amerikanische Umweltschützer starten Kampagne für den Gemüseburger

Mehr als 20.000 Freiwillige haben in Nordamerika in der bislang größten Kampagne auf dem Gebiet der Ernährung einen Feldzug gegen den übermäßigen Verzehr von Rindfleisch begonnen. Die Organisatoren hoffen, mit der Verteilung von Anti-Rindfleisch-Flugblättern in rund 3000 Restaurants der US-Schnellimbißkette McDonalds etwa eine Million Menschen über die katastrophalen Folgen des Rindfleischgenusses auf die Gesundheit informieren zu können. Ziel sei es, die Amerikaner dazu zu bewegen, ihren Rindfleischkonsum um 50% zu reduzieren. Von McDonalds forden die Gemüsebefürworter, einen „vegetarischen Hamburger" auf die Speisekarte zu setzen und nur noch hormonfreies Rindfleisch zu verwenden.

Die Kampagne soll sich in den nächsten zehn Jahren auf die gesamten Vereinigten Staaten, Kanada und Mexiko ausweiten. Es sollen auch andere Schnellimbißketten und große Warenhauskonzerne zur Zielscheibe der Aufklärungsbemühungen gemacht werden (SZ 20.4.93).

Lichtblicke für Säuglinge und Kinder

Nachdem nun auch in Deutschland einige Fälle von Rinderwahnsinn bei Menschen aufgetreten sind, hat sich das Bundesgesundheitsministerium entschlossen, entsprechende Maßnahmen zu ergreifen, um wenigstens die Kinder zu schützen. Es soll in Zukunft nicht mehr gestattet sein, Innereien vom Rind wie z. B. Leber als Säuglingsnahrung in Gläschen zu verkaufen.

117

Repertorium
Symptomenregister für homöopathische Mittel
(< = Verschlimmerung des Symptoms, > = Besserung des Symptoms)

Katzen

Symptom: Mittel, Seite

Verhalten

aggressiv: Staph., 38

 Kater, kastrierte: Lyc., nux-v.

 Ursachen, verschiedene, 38

 Verhalten des Besitzers, unbewußte

 versteckte Aggressionen, durch: Staph., 38

Strafe, Folgen von

 beschmutzt die Wohnung: Staph., 38

 Beute, bringt in die Wohnung etc.: Staph.

Auge

Blindheit

 Benzoesäure, durch: Caust., phos.

Netzhautablösung

 vegetarische Ernährung, fast

 ausschließlich, durch: Aur., Gels.

Magen – Darm

Erbrechen

 häufig, sehr, nach Grasfressen: Ip.

Durchfall, durch

 Leber, rohe: Ars., phos.

 Milch, rohe: Calc.

  Impfungen, nach: Calc., sulf.

Knochen

Abbau von Knochengewebe

 Wirbelsäulenverkrümmung durch

  Fleischernährung, einseitige: Calc-p., 29

 Knochenbrüche, durch

  Fleischernährung, einseitige: Calc-p., 29

Symptom: Mittel, Seite

Allgemeines

Inkoordination durch Benzoesäure:

Caust., phos., 31

Zittern

 Muskeln durch Benzoesäure:

 Caust., phos., 31

Katzen und Hunde

Symptom: Mittel, Seite

Stimme, leise und zart: Ign., 42

Streicheln, gestreichelt werden, lieben es:
Calc-p., phos., puls., 40, 44

Streitsüchtig: Ign., 42

Tadel, sehr empfindlich: Ign., 42

Traurig, wirken: Graph., 41

Trübselig, Trübsal blasen: Graph., 41

Unfreundlich: Graph., 41

Ungepflegt: Sulf., 43

Ungeschickt: Calc., 39

Vollblütiges Temperament: Puls., 44

Widersprüchlichkeit der Symptome. Ign., 42

Zänkisch: Ign., 42

Tadel, nach: Ign., 42

Zart: Calc-p., 40

Augen

Absonderung
wässrig, schleimig im Sommer: Puls., 44
frische Luft >: Puls., 44
Entzündungen: Puls., 44
Lidränder rot: Sulf., 43

Nase: Schnupfen

Jucken in der Nase, bei Würmern: Cina, 78
reiben, Nase blutet, bis: Cina, 78
Schnupfen: Puls., 44

Maul

Rot: Sulf., 43
Speichel
Fäden, zähe, hängen aus dem Maul:
Merc., 62

Magen: Verlangen, Abneigungen

Abneigung
Milch: Calc., 39
Appetit
gut, ausgesprochen: Lyc., 39
gefräßig: Graph., 41

Symptom: Mittel, Seite

hungrig, immer: Graph., 41
wenig: Puls., 44

Durst
wenig: Puls., 44

Krankheiten des Magen-Darm-Trakts:
Calc., puls., 39, 44

Nahrungsmittelunverträglichkeit: Lyc., 39

Verlangen nach
allem: Sulf., 43
Eier: Calc., 39
Fleisch: Calc-p., 40
Geräuchertem: Calc-p., 40
Milch: Calc., 39
Salzigem: Calc-p., 40
Speck: Calc-p., 40
süß: Lyc., 39
unverdaulichen Dingen: Calc., 39
Kreide, Erde: Calc., 39
Wänden, Ofenplatte, lecken an: Calc., 39
Vielem: Sulf., 43
warmen Getränken
Tee oder Wasser, wenn krank: Sulf.,

Darm, Anus

Abszeß, rezidivierender, After: Sulf., 68
Blähungen: Lyc., 39
Durchfall: Calc., lyc., puls., 39, 44
morgens: Sulf.,43
heftig: Sulf., 43
Toilette, erreichen nicht die: Sulf., 43
Impfungen, nach: Sil., sulf., thuj., 43
Milch, durch: Calc., 39
nervös: Ign., 42
Erkrankungen
unterdrückten Hautausschlägen, nach:
Sulf., 43
Jucken
heftig, durch Würmer: Cina 78
reibt, bis es blutet: Cina, 78
Verstopfung, chronisch: Graph., 41

Hunde

Pferde

Symptom: Mittel, Seite

Magen – Darm

Vielfraß

Blähungen gehen laut ab: Arg-n., 85

Würmer (siehe auch oben unter Würmer):

Cina, dig., stram., 79

Angst, Panik beim Anblick glänzender

Gegenstände: Stram., 79

Durchfall: Dig., 79

reiben von Nase und Hinterteil, bis es blutet:

Cina 78

Hinterteil ständig: Stram., 79

siechen dahin: Dig., 79

widerspenstig: Cina 78

Extremitäten

Bänder- und Sehnenentzündung: Rhus tox 87

Brucellose: Arn., Brucellosenosode, Rhus tox, 87

Gallen, Gelenkgeschwülste, angelaufene Beine

(Piephacke, Kurbe, Hasenhacke, Kreuzgalle)

Absonderung

eitrig: Sil., 87

klare Flüssigkeit sickert heraus: Sil., 87

berührungsempfindlich: Bry., 87

chronisch: Kali-bi., sil., 88

Schleimbeutel-, Sehnenscheiden-,

Gelenkkapselentzündung: Apis, 87

Überdehnung, Überanstrengung: Rhus tox, 88

Verletzungen, Erschütterungen,

Überanstrengung, nach: Arn., ruta, 87

Hitze: Arn., 87

Knochenhaut

Exostosen, Prophylaxe: Ruta, 88

Verletzung: Ruta, 88

Lahmheit: Arn., 87

Narbengewebe: Sil., 88

Schmerzen

Bewegung <: Bry., 87

Bewegung >: Rhus tox., 87

Symptom: Mittel, Seite

Druck, fester <: Bry., 87

Verletzungen, nach: Arn., 87

Wetter, kalt-feucht <: Rhus tox, 87

Schwellung

Verstauchung

chronisch: Stront-c., 87

ödematös: Stront-c, 87

Haut

Ekzem: Ars., graph., nat-m., sulf., thuj., 92

nachts <: Ars.

nervös: Ars.

schwach: Ars.,

stumpfes Fell: Ars.

trockene Haut: Ars.

Fadenpilzerkrankung (Trichophytie): Ars., bac.,

calend., echin., hydrc., pix, sep., sil., tub.,

Abschilfernd (Rumpf): Hydrc.

Absonderung

blutig: Sil.

eitrig: Sil.

milchig: Sil.

chronisch: Sil., 91

Eiterknötchen: Sil., 91

Haarausfall: Pix

Juckreiz

unerträglich: Pix

scheuern sich ständig: Pix

rissig: Pix

schuppend (schuppend): Hydrc., pix

schwitzt leicht: Sil., 91

Trocken: Ars., 91

Allgemeines

Belastbarkeit, Steigerung der: Ars., 91

Widerspenstig

Wurmbefall, bei: Cina, 78

Folgen von Insektenstichen, Verletzungen bei Menschen und Tieren

Tierbisse bei Menschen

Ekzeme bei Tieren

Harnorgane

Schweiß

Allgemeines

Mittelliste mit Abkürzungen

Apis	Apis mellifica	Hyos.	Hyoscyamus
Arg-n.	Argentum nitricum	Ign.	Ignatia
Arn.	Arnica montana	Ip.	Ipecacuanha
Ars.	Arsenicum album	Kali-bi.	Kalium bichromicum
Aur.	Aurum metallicum	Kali-m.	Kalium muriaticum
Bar-c.	Barium carbonicum	Kali-p.	Kalium phosphoricum
Bell.	Belladonna	Kousso	Kousso
Berb.	Berberis	Lach.	Lachesis
Bry.	Bryonia	Led.	Ledum
Bufo	Bufo rana	Lyc.	Lycopodium
Calad.	Caladium	Lyss.	Lyssinum
Calc.	Calcium carbonicum	Merc.	Mercurius solubilis
Calend.	Calendula	Nat-p.	Natrium phosphoricum
Calc-p.	Calcium phosphoricum	Nux-v.	Nux vomica
Carbo-v.	Carbo vegetabilis	Phos.	Phosphorus
Caust.	Causticum	Pix	Pix liquidea
Chin.	China officinalis	Plat.	Platinum
Cina	Cina	Psor.	Psorinum
Cupr-o	Cuprum oxydatum nigrum	Pulx.	Pulex irritans
Crot-h.	Crotalus horridus	Puls.	Pulsatilla
Echinoc.	Echinococcinum	Rhus tox.	Rhus toxicodendron
Ferr-p.	Ferrum phosphoricum	Ruta	Ruta graveolens
Fil.	Filix mas	Sant.	Santonin
FSME	FSME-Nosode	Sil.	Silicea
Form-ac.	Formicicum acidum	Staph.	Staphisagria
Gran.	Granatum	Stront-c.	Strontium carbonicum
Graph.	Graphites	Sulf.	Sulfur
Hydr.	Hydrastis canadensis	Zinc-v.	Zincum valeriana
Hydrc.	Hydrocotyle		

Kontaktadressen

LEBEN MIT TIEREN e.V., Alt-Lietzow 31, 10587 Berlin
Tel. 030-701 77 953 | Fax 030-766 83 904
info@lebenmittieren.de | www.lebenmittieren.de
Beratung bei Projekten einer Tieranlage oder Haltung von Tieren im Heim oder Krankenhaus

VEREIN GEGEN TIERQUÄLERISCHE MASSENTIERHALTUNG E.V.
Küterstraße 7-9, 24103 Kiel
Tel. 0431-248 28 – 0 | Fax 0431-248 28–29
info@provieh.de, www.provieh.de

ÄRZTE GEGEN TIERVERSUCHE E.V., Güldenstr. 44a, 38100 Braunschweig
Tel. 0531-60944791 | Fax: 0531-60944792
info@aerzte-gegen-tierversuche.de | www.aerzte-gegen-tierversuche.de

TIERSCHUTZLIGA IN DEUTSCHLAND, Turiner Straße 43, 13347 Wedding / Berlin
Tel. 035608-41695 | Fax 035608-41596
a.stange@tierschutzliga.org | www.tierschutzliga.eu

MOBILE TIERRETTUNG IN DEUTSCHLAND, Falkensteinerstr. 11, 94118 Jandelsbrunn-Wollaberg
Tel. 08581 / 96 16 – 0 | info@mobile-tierrettung.eu | www.mobile-tierrettung.org

GeN – GEN-ETHISCHES NETZWERK E.V., Brunnenstraße 4, 10119 Berlin
Tel. 030 – 685 70 73 | Fax 030 – 684 11 83
gen@gen-ethisches-netzwerk.de | www.gen-ethisches-netzwerk.de

TASSO – Haustierzentralregister für die BRD e.V., Frankfurter Str. 20, 65795 Hattersheim
Tel. 06190 / 937 – 0 | Fax 06190 / 59 67
info@tasso.net, www.tasso.net
kostenlose Registrierung von Haustieren

Tierärzte ohne Grenzen, Bünteweg 2, 30559 Hannover
Tel.: 0511 – 953 79 95 | Fax 0511 – 953 82 7995
info@togev.org | www.togev.org

VEGETARIER-BUND DEUTSCHLANDS E.V., Glatzer Straße 5, 10247 Berlin
Tel. 030 – 20 05 07 99 | Fax 030 – 29 77 80 50
www.vebu.de

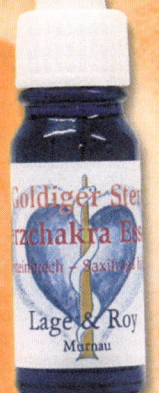
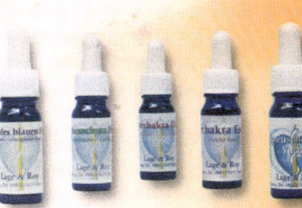

HOMÖOPATHISCHE RATGEBER

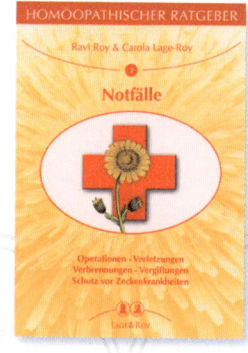

HR 1 – Reisen mit Homöopathie

Für Ausflug, Fernreise, Trekking-Abenteuer oder Geschäftsreise. Äußerst hilfreich: Homöopathie bietet einen verantwortungsbewussten, gesundheitsverträglichen Schutz vor Malaria, Borreliose, etc.
Der Ratgeber enthält die Beschreibung der wichtigsten Chakrablüten Essenzen für Reisende.

168 Seiten, 15. akt. und erw. Auflage, 2012
ISBN 978-3-929108-77-1

HR 2 – Notfälle

Ein Standardwerk in der 12. Auflage, das in keinem Haus fehlen sollte. Hilfreich bei der homöopathischen Operationsvorbereitung. Es setzt sich mit allen Arten von Verletzungen, Vergiftungen, Verbrennungen, Knochenbrüchen und Schutz vor Tetanus auseinander.

88 Seiten, 12. Auflage, 2011
ISBN 978-3-929108-02-6

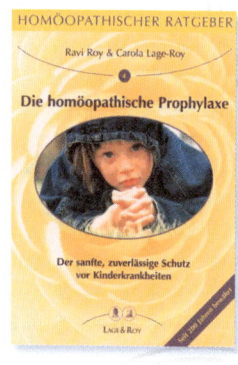

HR 4
Die homöopathische Prophylaxe

Homöopathie schützt vor Scharlach, Keuchhusten, Diphtherie, Polio, Masern, Röteln, Mumps und Tetanus. Für alle, die ihre Kinder vor Impfrisiken schützen möchten.

90 Seiten, 11. erw. Auflage, 2008
ISBN 978-3-929108-04-0

HR 5 – Grippe – Erkältungskrankheiten

Schnupfen, Husten und Halsschmerzen. Oft kann eine Grippe folgen. Homöopathie gibt uns zum Schutz davor sehr bewährte Mittel. Die homöopathische Grippeprophylaxe mit vier möglichen Mitteln wird genau beschrieben.

144 Seiten, 6. erweiterte Auflage, 2010
ISBN 978-3-929108-05-7

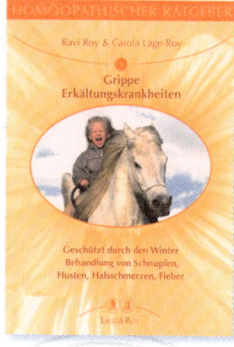

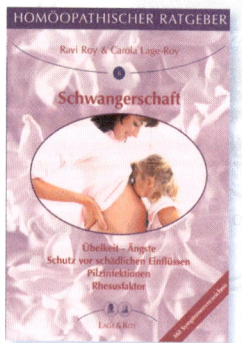

HR 6
Schwangerschaft

Schwangere fühlen sich durch die schulmedizinischen Medikamente oft verunsichert. Die Homöopathie bietet gerade hier eine nebenwirkungsfreie wichtige Unterstützung.
Sie wirkt heilsam auf die Erbanlagen und schafft in liebevoller Weise eine gesunde Basis für das ganze Leben.

160 Seiten, 6. überarbeitete Auflage, 2008
ISBN 978-3-929108-06-4

HR 7 – Geburt

Der Wunsch nach einer natürlichen schmerzfreien Geburt setzt sich immer mehr durch. Dieser Ratgeber wendet sich an werdende Mütter, Hebammen und Therapeuten, die diese Vorstellung verwirklichen möchten.

80 Seiten, 5. Auflage, 2005
ISBN 978-3-929108-05-7

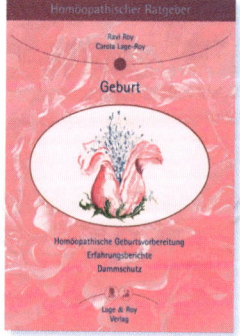

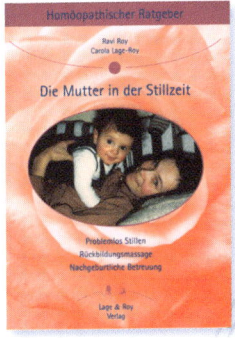

HR 8 – Die Mutter in der Stillzeit

Die Muttermilch ist durch nichts zu ersetzen, deshalb ist die Stillzeit auch so wichtig und bildet die Basis für ein gesundes Leben. Mit Hilfe der Homöopathie kann erfolgreich und lange gestillt werden. Erstmals beschrieben: die traditionelle „Indische Wochenbettmassage".

104 Seiten, 1.Auflage, 2004
ISBN 978-3-929108-28-3

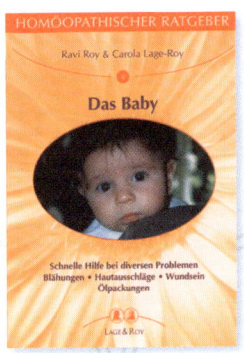

HR 9 – Das Baby

Ein Ratgeber für Eltern, Hebammen und Therapeuten. Er beschreibt häufige Beschwerden und Krankheitszustände des Babys bis ins Kindergartenalter und leistet praktische Hilfe auch bei zu früh Geborenen. Mit vielen Tips und Rezepten für eine gesunde Säuglingsnahrung.

120 Seiten, 2. Auflage, 2011
ISBN 978-3-929108-29-3

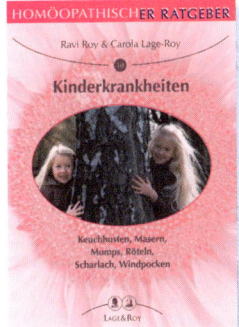

HR 10 Kinderkrankheiten

Keine Angst vor Kinderkrankheiten! Sie sind wichtige Läuterungsprozesse für Kinder und Eltern. Ihr Kind hat ein Recht darauf, krank zu sein und liebevoll gepflegt zu werden. Die Behandlung von Masern, Windpocken, Mumps, Keuchhusten und Röteln.

56 Seiten, 6. Auflage, 2000
ISBN 978-3929108-16-3

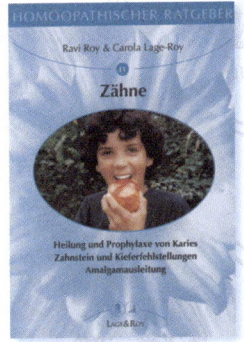

HR 11 – Zähne

Mit Homöopathie Karies, Zahnstein und Kieferfehlstellungen verhindern bzw. heilen! Kariesprophylaxe, Alternativen zu Fluortabletten. Wie Sie die Angst vor dem Zahnarzt überwinden können.

80 Seiten, 5. Auflage, 2011
ISBN 978-3-929108-11-8

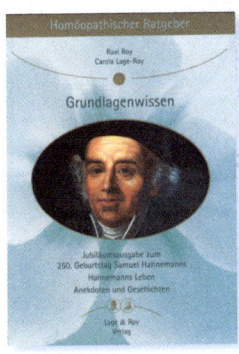

HR 12 Grundlagenwissen

Eine spannende und liebevoll verfasste Biografie Samuel Hahnemanns, dem Begründer der Homöopathie, vermittelt seine Philosophie und das Basiswissen. Mit praktischen Anweisungen zur Kunst der Fallaufnahme, Repertorisation, Mittelwahl, Weiterbehandlung.

144 Seiten, 5. erw. Auflage, 2005
ISBN 978-3-929108-12-7

HR 13 Radioaktivität

Schutz und Behandlung – Radioaktivität ist und bleibt Thema. Wir müssen lernen, damit zu leben. Hier finden Sie Hinweise zum Schutz und auch zur Behandlung. Wertvolle Tips zu Ernährung und allgemeinen Verhaltensmaßnahmen. Mit Arzeneimittelbildern der Radioaktivitätsmittel und Fallbeispielen.

74 Seiten, 6. Auflage, 2011
ISBN 978-3-929108-13-5

HOMÖOPATHISCHE RATGEBER

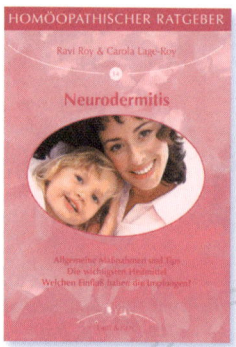

HR 14
Neurodermitis
Die Homöopathie bietet Möglichkeiten, dieses als schwer heilbar geltende Leiden zu heilen. Hier finden Sie die wichtigsten 15 Mittel. Auf den Einfluß von Impfungen, besonders der Polioimpfung, wird anhand von Fallbeispielen eingegangen.

72 S., 7. Auflage, 2008
ISBN 978-3-929108-14-9

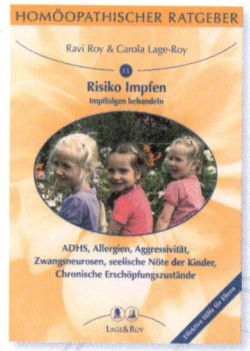

HR 15
Risiko Impfen
Impfungen können ein enormes Maß an chronischen Krankheiten nach sich ziehen. Die Anzahl der Impfstoffe und Impfungen, v.a. der Mehrfachimpfungen hat rasant zugenommen - im gleichen Maße auch die Impffolgen. Oft können diese Folgen nur durch Einsatz der Impfstoffnosoden und anderer Nosoden wieder in Ordnung gebracht werden.

144 Seiten, 7. erweiterte Auflage, November 2009
ISBN: 970-3-929108-15-6

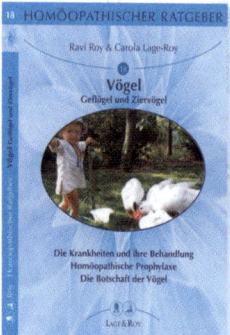

HR 18 – Vögel
Dieser Ratgeber hilft bei der homöopathischen Krankheitsprophylaxe, Aufzucht und Pflege von Hühnern, Truthähnen, Gänsen, Enten, Sing- und Ziervögeln. Hier sind die wichtigsten Krankheiten beschrieben und die homöopathischen Maßnahmen aufgezeigt.

80 Seiten, Neuauflage Februar 2013
ISBN 978-3-929108-65-1

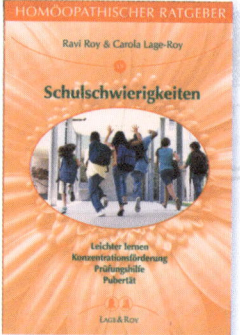

HR 19
Schulschwierigkeiten
Burn-Out und Stress kommen bereits in der Schule vor. Dieser Ratgeber wendet sich an alle Lernenden, die ihr Gedächtnis verbessern möchten. Er zeigt auf, wie das Lernen mit Hilfe der Homöopathie wieder leichter wird. Mit Symptomenverzeichnis!

128 Seiten, 6. Auflage 2011
ISBN 978-3-929-108-19-4

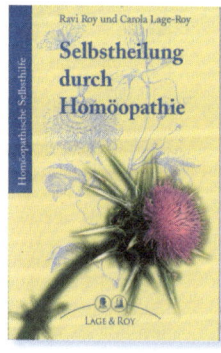

Selbstheilung durch Homöopathie
Ein vorzüglicher Ratgeber für alle Lebensbereiche. Der Klassiker für die ganze Familie! Die übersichtliche Darstellung der einzelnen Krankheitsbilder und ihrer Symptome erleichtert die Wahl des richtigen homöopathischen Mittels auch für Laien. Mit übersichtlicher Anordnung und praktischen Erste-Hilfe-Maßnahmen.

Wieder neu aufgelegt!
416 Seiten, 1. Auflage, Dezember 2011
ISBN 978-3-929108-65-1

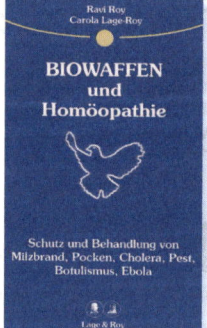

Biowaffen und Homöopathie
Immer mehr zeigt sich in der Praxis, wie wichtig die Heilung der inneren Organe mit niedrigen Potenzen ist. Anhand von Milzbrand, Ebola, Pocken, Nahrungsmittelvergiftung (Botulismus), Pest und Cholera werden die neuesten Erkenntnisse der homöopathischen Prophylaxeforschung vorgestellt.

198 Seiten, 1. Auflage, 2011
ISBN 3-929108-50-x

BÜCHER AUS DEM LAGE & ROY VERLAG

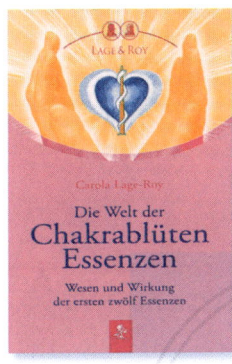

Die Welt der Chakrablüten Essenzen

In diesem Band finden Sie ausführliche Beschreibungen der ersten zwölf Chakrablüten Essenzen. Diese bilden die Grundlage der Chakrablütenbehandlung. In den einzelnen Kapiteln finden Sie zahlreiche Fallbeschreibungen und Therapiehinweise. Mit Symptomenverzeichnis!

384 Seiten, 2.Auflage 2010
ISBN 978-3-929108-30-9

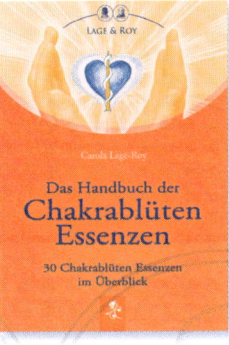

Das Handabuch der Chakraablüten Essenzen

In diesem Handbuch werden die ersten 30 Essenzen zur schnellen Selbsthilfe kompakt dargestellt. Ein übersichtliches und umfangreiches Symtomregister erleichtert die Wahl der richtigen Essenz.

240 Seiten, 2. Auflage, 2010
ISBN 978-3-929108-33-0

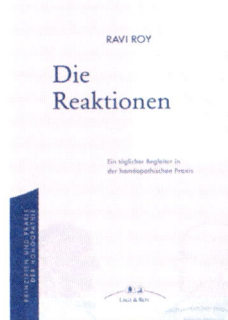

Prinzipien und Praxis der Homöopathie:
Die Reaktionen und die LM-Potenzen

Ein täglicher Begleiter in der homöopathischen Praxis. In diesem Buch werden weitreichende Akzente bezüglich der homöopathischen Behandlung, der Beurteilung des Verlaufs und der dabei auftretenden Heilreaktionen gesetzt. Es bietet einen kompetenten und zuverlässigen Leitfaden und gehört in die Hand jedes Therapeuten und an der Homöopathie Interessierten. Ein Schatz, der in der homöopathischen Literatur seines Gleichen sucht.

328 Seiten, 1. Auflage 2010
ISBN 978-3-921108-91-0

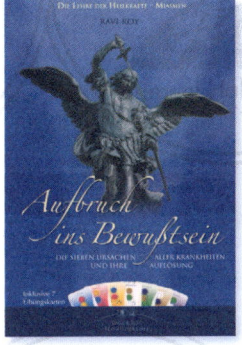

Die Lehr der Heilkräfte – Miasmen
Aufbruch ins Bewußtsein

Die 7 Ursachen aller Krankeiten und Ihre Auflösung

Das Verständnis über die Miasmen - die Grundursachen unseres Leidens - ist der Schlüssel zum Glück. Verpackt in spannende Erzählungen werden Ihnen die geistigen Hintergründe verständlich und bildhaft gemacht. Die kontemplativen Übungen mit dem Einsatz von Farben, Musik und Anrufungen sind hervorragende Hilfsmittel, um uns dauerhaft von den Miasmen zu befreien und unser Leben zu bereichern. Für alle Menschen auf der Suche nach sich selbst stellt dieses Buch eine tiefgehende Selbstfindungshilfe dar, für Therapeuten ist es ein unverzichtbares Grundlagenwerk für die tägliche Arbeit in der Praxis.

184 Seiten, 1. Auflage 2009, inklusive Übungskarten
ISBN 978-3-929108-21-7

Auf unserer Homepage **www.lage-roy.de** finden Sie weitere Informationen zu Homöopathie, Chakrablüten Essenzen und einem gesunden Leben. In unseren Seminaren und Vorträgen können Sie sich noch umfassender über diese Themen informieren.

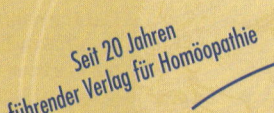
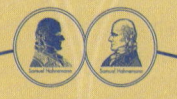
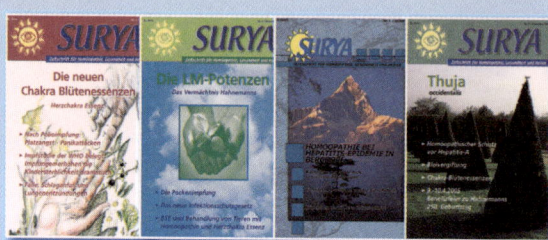
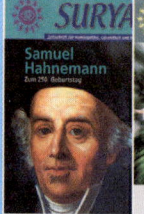
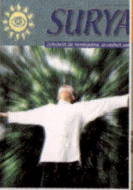
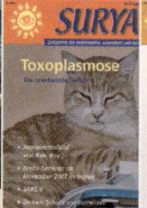
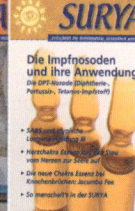
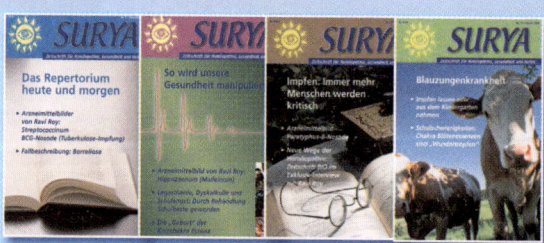
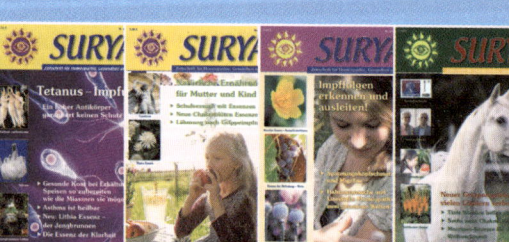